FORSCHUNGSBERICHTE DES LANDES NORDRHEIN-WESTFALEN

Nr. 1209

Herausgegeben
im Auftrage des Ministerpräsidenten Dr. Franz Meyers
von Staatssekretär Professor Dr. h. c. Dr. E. h. Leo Brandt

DK 616.1:616-073

Dr. med. Rudolf Völker

apl. Professor für Innere Medizin der Universität Göttingen
Ärztl. Direktor des Städt. Krankenhauses Bad Oeynhausen

I. Die Früherkennung der Herz- und Gefäßkrankheiten

II. Methodische Verbesserungen zur Funktionsdiagnostik cardiovasculärer Erkrankungen

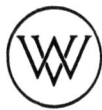

SPRINGER FACHMEDIEN WIESBADEN GMBH

ISBN 978-3-663-06095-6   ISBN 978-3-663-07008-5 (eBook)
DOI 10.1007/978-3-663-07008-5

Verlags-Nr. 011209

© 1963 by Springer Fachmedien Wiesbaden
Ursprünglich erschienen bei Westdeutscher Verlag, Köln und Opladen 1963

Inhalt

I. Die Früherkennung von Herz- und Gefäßkrankheiten 8

   1. Vorbemerkung 8

   2. Frühdiagnose der cardialen Insuffizienz 9

   3. Die Bedeutung der Frühdiagnose der Linksinsuffizienz für die Objektivierung coronarer Durchblutungsschäden 12

   4. Frühdiagnose organischer arterieller Gefäßschäden 12

   5. Frühdiagnose coronarer und cerebraler Durchblutungsstörungen sowie Infarktgefährdeter 16

   6. Zusammenfassung 18

   7. Literaturverzeichnis 19

II. Methodische Verbesserungen zur Funktionsdiagnostik cardiovasculärer Erkrankungen 21

   1. Vorbemerkung 21
      Bau eines Gleichstromverstärkers zur Differenzschreibung zwischen zwei Multipliern von unterschiedlicher spektraler Empfindlichkeit

   2. Entwicklung eines Eichverfahrens zur photoelektrischen Bestimmung der Blutfüllung peripherer Gefäßabschnitte für die unblutige klinische Routinemessung 25
      (Rudolf Völker und Karin Eichler)

   3. Über ein neues Gerät zur gleichzeitigen Durchführung der Strömungskalorimetrie sowie photoplethysmographischer und oxymetrischer Messungen der peripheren Durchblutung im Transmissionsverfahren 32

   4. Bau eines Strömungskalorimeters für gleichzeitige Messung von Blutfülle und Arterialisation des Blutes oberflächlicher Hautbezirke im photoelektrischen Reflexverfahren 36

   5. Bau eines Zeitmarkengebers für Teststoffinjektionsmethoden o. ä. ... 39

Vorwort

In den nachfolgenden Abhandlungen wird über die Ergebnisse zweier verschiedener Forschungsthemen berichtet.

ad I: *Die Früherkennung der Herz- und Gefäßkrankheiten*

Die Früherkennung von Störungen der Kreislauffunktion und der Herzleistung ist sowohl für die Prophylaxe wie für die richtige Behandlung cardiovasculärer Störungen von großer Bedeutung. Wir haben Methoden entwickelt, deren Ergebnisse z. T. in einer Monographie »Herz- und Gefäßkrankheiten«, die im Steinkopff-Verlag, Darmstadt, erschienen ist, niedergelegt sind. Aus diesen Bemühungen um eine funktionelle Differentialdiagnose cardialer und vasculärer Erkrankungen haben sich praktische Erfahrungen und neue Problemstellungen ergeben, deren Bearbeitung zu Ergebnissen geführt haben, die nachfolgend mitgeteilt werden. Mit den von uns beschriebenen und entwickelten Methoden ist eine Früherkennung von Leistungseinschränkungen des Herzens wie eine Frühdiagnostik von Arteriopathien möglich. Veränderungen der Arterienwandungen sind bereits in initialen Stadien objektivierbar. Aus der Frühdiagnostik und der Beobachtung des Krankheitsverlaufs mit objektiven Methoden lassen sich wichtige Schlüsse für die Prophylaxe, Therapie und Prognose dieser Erkrankungen gewinnen, die sowohl in klinischer als auch in sozialhygienischer Hinsicht von praktischer Bedeutung sind.

ad II: *Methodische Verbesserungen zur Funktionsdiagnostik cardiovasculärer Erkrankungen*

Bei den Bemühungen um Methoden zur Früherkennung von Herz- und Gefäßkrankheiten haben sich eine Reihe von methodischen Problemen ergeben, deren technische Lösung Voraussetzung für eine exakte Aussage zu dem unter I aufgeführten Fragenkreis war.
Wir haben die Ergebnisse dieser methodischen Arbeiten unter 1.–5. aufgeführt. Bei sämtlichen beschriebenen Verfahren handelt es sich um Meßanordnungen und Meßmöglichkeiten, die im klinischen Routinebetrieb für die Diagnostik wie für die Kontrolle der Therapie und die Klärung der Frage, welcher therapeutische Weg einzuschlagen ist, benutzt werden und sich praktisch bewährt haben.

Prof. Dr. med. RUDOLF VÖLKER

I. Die Früherkennung von Herz- und Gefäßkrankheiten

1. Vorbemerkung

Die Früherkennung von Herz- und Gefäßkrankheiten ist für die Prognose wie für die Therapie cardiovasculärer Erkrankungen von großer Bedeutung.
Bedauerlicherweise ist bisher besonders auf dem Gebiet der organischen Gefäßkrankheiten noch die Ansicht verbreitet, daß diese Erkrankungen erst in Stadien zur Erkennung kommen müßten, in denen die konservative Behandlung meist schon nicht mehr möglich sei. Auch Erkrankungen des Herzens werden häufig erst in Stadien festgestellt, in denen infolge der langen Dauer der Herzerkrankung sekundäre Schäden entstanden sind, die irreparabel geworden sind. Durch neue Methoden ist sowohl bei den Arteriopathien wie bei den cardialen Erkrankungen in vielen Fällen eine Frühdiagnostik im rechten Zeitpunkt möglich, die es erlaubt, durch therapeutische und arbeitshygienische Maßnahmen eine völlige Ausheilung oder aber doch zumindest eine Erhaltung der Arbeits- und Leistungsfähigkeit im vollen Umfange zu gewährleisten. Auf dem Gebiet peripherer Gefäßleiden sind es photoelektrische, oscillometrische, rheographische Verfahren und auf dem Gebiet cardialer Erkrankungen funktionsdiagnostische Methoden mit photoelektrischen und gasanalytischen und ergometrischen Methoden, die eine Frühdiagnose zulassen. Die genannten Verfahren sind auch apparativ bereits zum Teil in eine Form gebracht worden, die ihre Anwendung durch den Facharzt oder auch durch den praktischen Arzt in der Sprechstunde erlaubt. Erstaunlicherweise sind selbst große Kliniken häufig noch nicht mit Methoden ausgestattet, die eine Frühdiagnose cardiovasculärer Erkrankungen nach dem Stande unserer heutigen Kenntnisse erlauben und beschränken sich noch viele große klinische Anstalten auf die alleinige Anwendung der üblichen klinischen Untersuchungsverfahren, wie der Röntgen-Diagnostik, der Elektrokardiographie, der Angiographie und der Phonokardiographie. Mit diesen Verfahren sind tatsächlich zahlreiche Störungen erst in fortgeschrittenen Stadien erkennbar, und bei Beschränkung auf diese Verfahren allein geht vielfach wichtige Zeit verloren. Es sollen daher nachfolgend Ausschnitte aus den Möglichkeiten, die die von uns entwickelten kombinierten photoelektrischen und gasanalytischen Methoden zur Früh- und Funktionsdiagnostik von Herz- und Gefäßkrankheiten bieten, gegeben werden.
Die Verfahren basieren auf der Überlegung, daß sich Leistungseinschränkungen des Herzens frühzeitig auch im Verhalten der peripheren Durchblutung manifestieren sollten, und daß umgekehrt Veränderungen des peripheren arteriellen Gefäßsystems ihre Parallele in Veränderungen der Arterien des Herzens haben dürften, und weiter, daß Veränderungen der arteriellen Peripherie durch Veränderungen der Elastizitäts- und Widerstandsverhältnisse im großen und kleinen arteriellen Kreislauf auch veränderte Belastungen für das Herz bedeuten müssen.

Organische Veränderungen der Herzkranzadern sind selten isolierte Erkrankungen. An einem großen Material von über 6000 Sektionen konnte VON ALBERTINI [1] nachweisen, daß isolierte stenosierende Coronararterienerkrankungen nur in 0,4% aller Fälle von Arteriopathien vorkommen. In 99,6% aller Fälle organischer Coronardurchblutungsstörungen ist die Kranzarterienerkrankung nur ein Teilgeschehen im Rahmen einer generalisierten Arteriopathie und lassen sich entsprechende Veränderungen am peripheren arteriellen Gefäßsystem nachweisen.

Bei der Suche nach frühen Veränderungen der Coronararterienwandung wird man sich also diagnostisch mit der Beschaffenheit der Arterienwandung der peripheren Arterien befassen müssen, weil diese der Diagnostik leichter zugängig sind als die Herzkranzadern und weil diese nach den vorliegenden statistischen Erfahrungen wie auch auf Grund der großen klinischen Erfahrungen zu dieser Frage das Verhalten der Beschaffenheit der Herzkranzgefäße widerspiegeln.

Ebenso wie morphologische organische Veränderungen der peripheren Arterien zur anatomischen Beschaffenheit der Herzkranzadern in direkter Relation stehen, liegen direkte Beziehungen zwischen der Funktionsbeeinträchtigung des Herzens und der Funktionseinschränkung peripherer Arterien vor.

So können Leistungseinschränkungen des Herzens insbesondere bei Belastung zu einer erheblichen Beeinträchtigung der Durchströmung stenosierter Arterienbezirke führen. Bei Anhebung der Herzkraft gelingt es in derartigen Fällen vielfach, die insuffiziente arterielle Versorgung auszugleichen, ohne daß am Arteriensystem selbst etwas therapeutisch geschehen müßte.

Umgekehrt gelingt es durch intensive gefäßerweiternde Maßnahmen, insbesondere durch Maßnahmen, die eine selektive Erweiterung der Kollateralarterien in schlecht durchbluteten Gefäßbezirken bewirken [6], z. B. durch eine verbesserte Durchblutung des Herzens bei stenosierender Coronararteriensklerose die Herzleistung selbst anzuheben und damit die Voraussetzungen für einen ausreichenden Perfusionsdruck zu schaffen, oder es gelingt durch Erweiterung der arteriellen Peripherie, den peripheren Widerstand zu senken und z. B. bei maligner Hypertonie mit Linksinsuffizienz durch Blutdrucksenkung das Herz so stark zu entlasten, daß ohne besondere medikamentöse cardiotonische Maßnahmen eine Rekompensation möglich wird.

Die Kontrolle der Leistungsbreite des Herzens wie die Objektivierung der Beschaffenheit des arteriellen Gefäßsystems mußten also bei dem Bemühen um eine Früherkennung sowohl von cardialen Erkrankungen als auch von Erkrankungen des Gefäßsystems angestrebt werden. Unsere dabei gefundenen Ergebnisse für die Beantwortung der oben gestellten Fragen sollen nachfolgend aufgeführt werden.

2. Frühdiagnose der cardialen Insuffizienz

Ein wichtiges Zeichen von Leistungseinschränkungen des linken Ventrikels ist das Auftreten inaequaler Volumenpulse im Bereich der peripheren Arteriolen und

Präkapillaren, also dort, wo der peripherste Windkessel longitudinale Pulsschwankungen endgültig in Transversalbewegungen übersetzt, so daß Inaequalitäten der Pulsamplitude, die an den großen elastischen Gefäßen verlorengegangen sind, erneut in Erscheinung treten. So findet man in diesem Bereich als Zeichen einer frühen Linksinsuffizienz alternierende Pulse, frustrane oder inaequale Extrasystolen oder bei absoluter Arrhythmie mit Vorhofsflimmern und -flattern inaequale Volumenpulsamplituden, die in direkter Abhängigkeit zur diastolischen Füllungsdauer stehen. Das voll leistungsfähige Herz zeigt niemals einen Pulsus alternans, und Extrasystolen werden dabei stets bis zur normalen Volumenpulsgipfelhöhe in der Peripherie aufgefüllt, und bei absoluter Arrhythmie mit Vorhofsflimmern und -flattern erreichen auch bei kürzesten Systolabständen alle peripheren Volumenpulse ein einheitliches Pulsgipfelniveau, d. h. sie sind aequal.

Als weiteres Symptom einer frühen Linksinsuffizienz kann die gegenüber der Norm reduzierte Hypoxietoleranz gewertet werden. Bei Belastung mit einer über 5 Minuten durchgeführten Hypoxieatmung (10% O_2 und 90% N_2) kommt es beim Herzgesunden und beim Atemgesunden innerhalb weniger Minuten, spätestens 4 Minuten nach Wiederaufnahme der Normalluftatmung, zum vollen

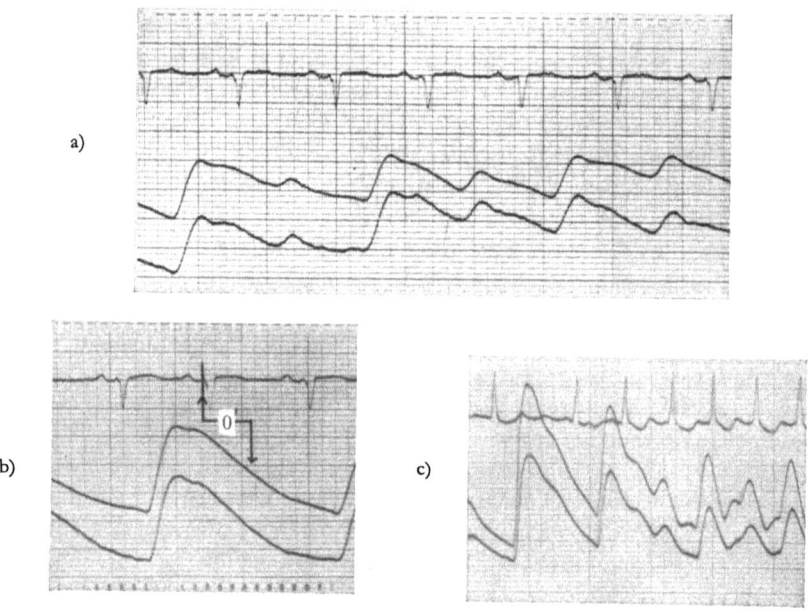

Abb. 1 Photoelektr. art. Volumenpulse bei Patienten mit Linksinsuffizienz
    a) Pulsus alternans
    b) inaequale und frustrane Extrasystolie
    c) Inaequalität bei Flimmerarrhythmien – als Symptom latenter oder manifester Linksinsuffizienz
    Durch entsprechende cardiotonische Behandlung mit Digitalis-Glykosiden etc. sind die von a) bis c) aufgeführten Symptome der Linksinsuffizienz in frühen Stadien stets zu beheben

Ausgleich der während der Mangelatmung entstandenen Sauerstoffschuld. Bei Linksinsuffizienz tritt die Rekompensation nach Hypoxieatmung verspätet ein, so daß Werte bis zu 20 Minuten nach Wiederaufnahme der Normalluftatmung nicht ungewöhnlich sind. Die Verzögerung des Ausgleichs der während Mangelatmung entstandenen Sauerstoffschuld bei Leistungseinschränkung des Herzens wird ausgeglichen durch Glykosidzufuhr. In frühen Stadien kann das gute Ansprechen auf die Zufuhr von Digitalis-Glykosiden ein Beweis für die cardiale Genese eines pathologischen Hypoxie-Tests sein (Abb. 2).

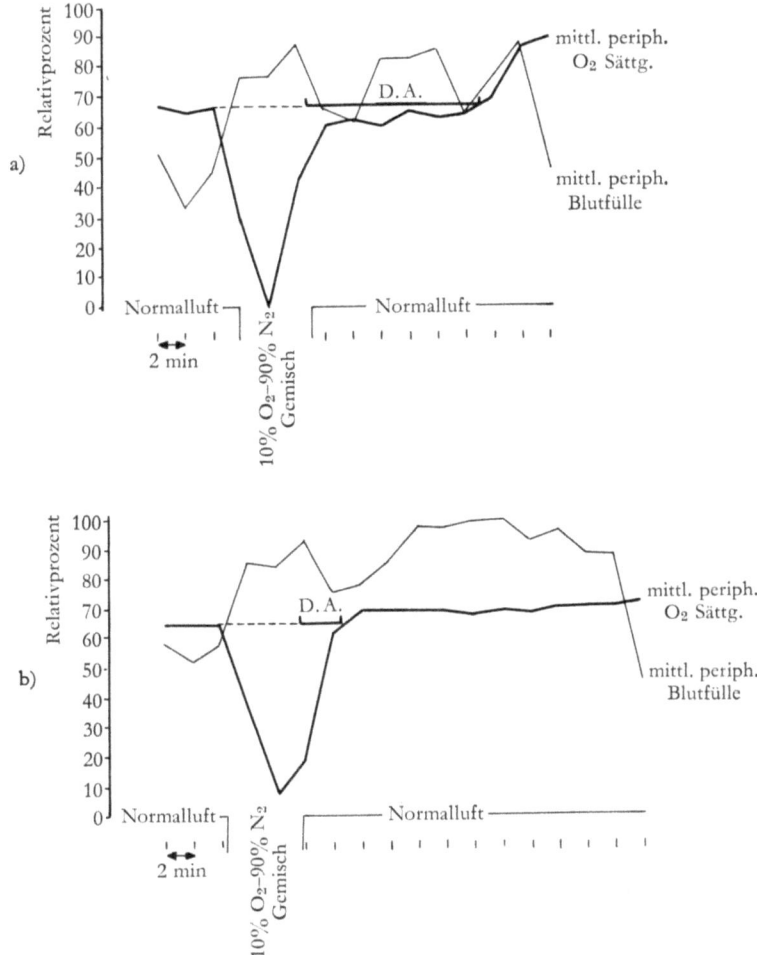

Abb. 2   Hypoxie-Test bei Linksinsuffizienz
a) Der Ausgleich der O_2-Sättigung (= D. A.) des durch den untersuchten Gewebsbezirk strömenden Blutes erfolgt gegenüber der Norm verzögert – hier nach 12 Minuten
b) Nach cardiotonischer Glykosidbehandlung erfolgt Normalisierung der Zeit bis zum Ausgleich der entstandenen O_2-Schuld (hier nach 2½ Minuten)

Bei cardialer Insuffizienz erfolgt der Ausgleich der entstandenen O_2-Schuld im arteriellen Blut in normaler Zeit, während der Ausgleich der O_2-Schuld im Gewebsmischblut verzögert ist.

Bei pulmonaler Insuffizienz ist der Ausgleich der O_2-Schuld sowohl im peripheren Mischblut wie im arteriellen Blut verzögert. (»Periphere Cyanose« bei cardialer Insuffizienz, »pulmonale Cyanose« bei Ateminsuffizienz.)

Da auch Störungen der Atemfunktion zu verzögerter Rearterialisation nach Mangelatmung führen können, muß klinisch oder durch besondere zusätzliche Meßverfahren eine Abtrennung etwaiger pulmonaler Insuffizienz vorgenommen werden, wenn nicht durch Normalisierung des pathologischen Hypoxie-Tests nach Glykosidzufuhr der Beweis der cardialen Genese bereits zu erbringen ist.

3. Die Bedeutung der Frühdiagnose der Linksinsuffizienz für die Objektivierung coronarer Durchblutungsschäden

Der Nachweis früher Stadien von Leistungseinschränkungen des linken Herzens ist auch für die Beurteilung etwaiger auf coronare Durchblutungsstörungen hinweisender Symptome wichtig. Häufig findet man bei organischer Coronarinsuffizienz normale elektrokardiographische und sonstige klinische Befunde. Liegt bei anscheinend funktioneller Angina pectoris gleichzeitig eine meßbare Leistungseinschränkung des Herzens vor, die mit den oben aufgeführten Symptomen nachweisbar sein kann, ist die Annahme einer Angina pectoris vasomotorica als unwahrscheinlich abzulehnen. Die bei gleichzeitiger Linksinsuffizienz bestehenden stenocardischen Beschwerden sind in der Regel Ausdruck einer organischen Coronarinsuffizienz und in der Mehrzahl der Fälle durch eine stenosierende Coronararterienerkrankung bedingt. Ebenso wie aus dem Verhalten der Leistungsfähigkeit des Herzens auch Rückschlüsse auf die Beschaffenheit des Gefäßsystems, insbesondere des Coronargefäßsystems, möglich sind, lassen sich umgekehrt aus der Beschaffenheit der arteriellen Peripherie Rückschlüsse auf die Beschaffenheit und Funktion des Herzens ziehen, so daß die Früherkennung einer peripheren Arteriopathie auch eine Früherkennung organischer Coronarschäden ermöglicht.

4. Frühdiagnose organischer arterieller Gefäßschäden

Die frühe Diagnostik organischer peripherer Arteriopathien ist in der Praxis noch ungewohnter als die Frühdiagnostik cardialer Erkrankungen. Während Leistungseinschränkungen des Herzens sich schon frühzeitig in allgemeinen Symptomen, wie Müdigkeit, Nykturie, Belastungsdyspnoe, Belastungsstenocardien etc., ankündigen, auch wenn noch keine klinisch manifesten Zeichen der cardialen Insuffizienz vorliegen, findet man bei vasculärer Insuffizienz häufig auch in fortgeschrittenen Stadien noch völlige Beschwerdefreiheit. Solange das Kollateralsystem in vollem Umfang die stenosierte arterielle Hauptstrecke ersetzen kann, kommt es überhaupt nicht zu subjektiven Erscheinungen. Nur, wenn durch eine plötzliche Verlegung oder eine sehr rasch entstehende Stenosierung einer arteriellen Hauptstrecke keine genügende Zeit zur Ausbildung eines Kollateralkreislaufs blieb oder aus anderen Gründen ein ausreichender Kollateralkreislauf nicht zustande kommen kann, wird die Störung auch subjektiv bemerkt werden. Es kommt dann zu Beschwerden im Sinne einer Claudicatio intermittens etc. Aber auch diese subjektiven Symptome können vielfach so uncharakteristisch sein, daß sie häufig zu Fehldiagnosen und z. B. zu langwierigen orthopädischen Behandlungen etc. führen, ohne daß das Grundleiden erkannt würde.

Da aus den subjektiven Beschwerden und dem klinischen Bild eine Frühdiagnose von Organoangiopathien nicht möglich ist, und es nicht angängig ist, durch eine an allen Extremitäten gleichzeitig ausgeführte Angiographie eine Früherfassung etwaiger Arteriopathien zu erzielen – das Verfahren kommt schon wegen der Ge-

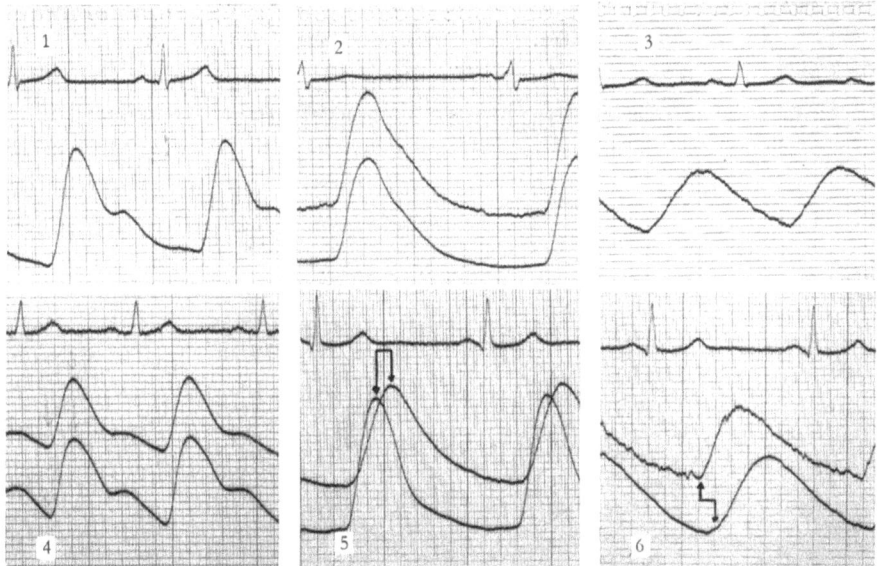

Abb. 3 Volumenpulse von Gefäßgesunden (1), von Patienten mit Arteriosklerose (2) und von Kranken mit obliterierender Arteriosklerose und Verlegung der arteriellen Hauptstrecke (3)
Der Volumenpuls des Kreislaufgesunden (1 und 4) ist durch einen raschen Anstieg des Volumenpulses und einen langen Abfall mit dikroter Welle charakterisiert. Bei Stenosierung der arteriellen Hauptstrecke kommt es zu einer Auffüllung der peripheren Volumenpulse, z. T. über die Kollateralbahn. Es kommt dadurch zu einem verzögerten Pulsanstieg. Bei gleichzeitigem Eintreffen der Volumenpulswelle ist der Volumenpulsgipfel gegenüber symmetrischen Körperstellen verspätet (5). Der obere Puls des Abschnittes 5 kommt infolge Stenosierung der zugehörigen arteriellen Hauptstrecke mit Pulsgipfelverspätung an. Bei völliger Verlegung der arteriellen Hauptstrecke trifft der Volumenpuls in der Peripherie verspätet ein. Es kommt außerdem infolge Umleitung über die Kollateralstrombahn zu einem verzögerten Anstieg der Volumenpulswelle mit erheblicher Verspätung des Volumenpulsgipfels (6, unterer Puls).

fährlichkeit seiner Anwendung nicht in Frage –, ist es notwendig, mit anderen Methoden eine Frühdiagnostik anzustreben. Bei vergleichenden Untersuchungen mit allen derzeit zur Verfügung stehenden Methoden hat sich hierfür die Anwendung photoelektrischer Verfahren am besten bewährt. Mit der photoelektrischen Untersuchungstechnik lassen sich in sehr frühen Stadien stenosierende und obliterierende Arteriopathien feststellen und differentialdiagnostisch gegeneinander abgrenzen. Es lassen sich ferner auch funktionelle Störungen im Bereich des peripheren arteriellen Gefäßsystems, wie vermehrte Spastik und vermehrte dilatatorische Reaktionsweise, objektivieren.

Es lassen sich dabei alle Übergänge vom normalen, elastisch schwingungsfähigen arteriellen System über sklerosierte Arterien bis zu stenosierenden und völlig obliterierenden Arteriopathien nachweisen. *Ebenso wie über den Alterungsgrad der Arterienwandung läßt sich mit diesen Verfahren eine Aussage über das Vorhandensein und das Ausmaß der Kollateralarteriendurchblutung gewinnen. Daß hier besonders für die Früherkennung organischer Arteriopathien große Möglichkeiten liegen, ist unbestreitbar.*

Über die Auskunft, die aus der Form der Volumenpulse über Beschaffenheit und Funktion des arteriellen Gefäßsystems zu gewinnen ist, hinaus ist es möglich,

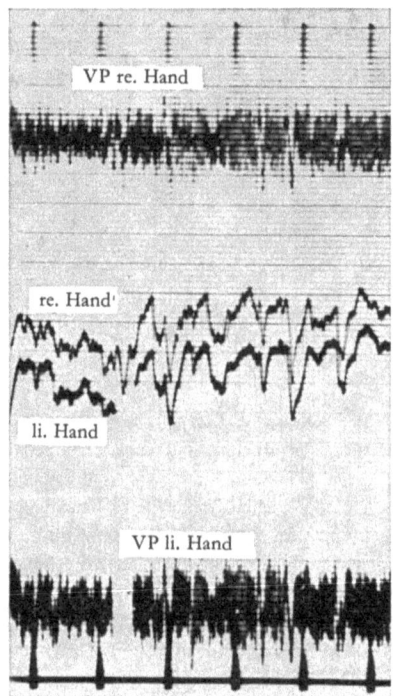

Abb. 4 Spontanrhythmische symmetrische art. Volumenschwankungen eines Kreislaufgesunden (re. Hand, li. Hand)
Arterienvolumenpulse der rechten Hand und der linken Hand (VP re. Hand, VP li. Hand)

auch aus dem Verhalten der spontanrhythmischen Schwankungen der peripheren Arterien eine Aussage über die Beschaffenheit der Gefäßwand zu gewinnen. Bei Arteriosklerose oder bei Elastizitätsverlusten aus anderer Ursache kommt es zur Verarmung der sonst symmetrischen, spontanrhythmischen Volumenschwankungen der Peripherie (s. Abb. 4). Bei Endangitis obliterans kommt es zu einer Umkehr der rhythmischen Gefäßwandbewegungen und zur spiegelbildlichen Spontanrhythmik (s. Abb. 5). Wir haben dieses Phänomen als charakteristisch für die Endangitis obliterans beschrieben [2].

RATSCHOW [3] gibt in seiner neuesten Monographie über periphere Gefäßleiden der Vermutung Ausdruck, daß die Endangitis obliterans wahrscheinlich schon in früher Jugend, vielleicht sogar in der Kindheit beginnen könne. Nach unseren Beobachtungen trifft diese Vermutung zu. Das charakteristische, von der Norm abweichende funktionelle Verhalten des Gefäßsystems bei Endangitis obliterans kann schon viele Jahre vor der klinischen Manifestation nachweisbar sein und wurde in einem Falle bereits in früher Kindheit gefunden (s. Abb. 5).

Da die Endangitis obliterans, ebenso wie die Arteriosklerosis obliterans, eine generalisierte Arterienerkrankung ist, sind auch von hier Rückschlüsse auf das Verhalten des Coronarsystems möglich. So sahen wir bei Coronarinfarkten jüngerer Männer nicht selten typische Befunde einer Endangitis obliterans am peripheren Gefäßsystem mit spiegelbildlicher Spontanrhythmik und Stenose- oder Kollateralpulsen.

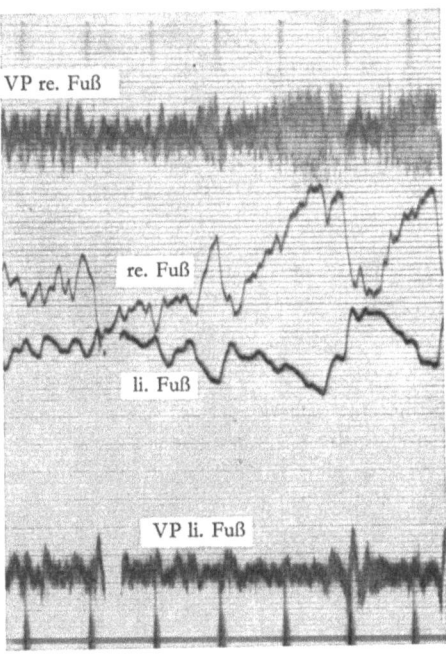

Abb. 5   Spiegelbildliche Spontanrhythmik als charakteristisches Symptom einer Endangitis obliterans eines sechsjährigen Kindes

5. Frühdiagnose coronarer und cerebraler Durchblutungsstörungen sowie Infarktgefährdeter

Wie die oben zitierte Statistik von ALBERTINI ausweist, sind organische Veränderungen der Coronararterien nur extrem selten isolierte bzw. streng lokalisierte Schäden. Sie gehen vielmehr in der überwiegenden Zahl der Fälle mit entsprechenden Veränderungen der peripheren Arterienbereiche einher. Die Diagnostik peripherer organischer Gefäßstörungen läßt daher mit Recht einen Analogieschluß auf das Vorliegen cerebraler und coronarer Angiopathien zu. Die Berechtigung dieses Analogieschlusses ist neben der aufgeführten Statistik durch die Auswertung eines großen klinischen Materials, wo wir in allen Fällen manifester coronarer und cerebraler Durchblutungsstörungen eine sorgfältige angiologische Diagnostik mit den oben beschriebenen Methoden durchführten, gesichert.

Es ist einleuchtend, daß eine generalisierte obliterierende Arteriopathie mit entsprechenden Coronarveränderungen ein erhöhtes Risiko für die Entstehung cerebraler oder coronarer thrombotischer oder primär occlusiver Verschlüsse aufweist. Ebenso ist es einleuchtend, daß eine Linksinsuffizienz des Herzens über hypotone Krisen mit Hypostase im stenotischen Arterienbezirk zu ischämischen Schäden oder zu Sekundärthrombosen im Bereich des Hirns oder der Herzarterien führen kann. Diese Zusammenhänge sind theoretisch zu erwarten und bei uns an einem großen klinischen Material objektiv gesichert. Inwieweit jedoch coronare Spasmen oder Spasmen der Hirnarterien entsprechende Schäden machen können bzw. überhaupt existieren, ist bisher umstritten, obwohl die klinische Erfahrung eigentlich keinen Zweifel an derartigen Relationen zuläßt. So haben z. B. die günstigen Wirkungen von Nitratverbindungen auf den Angina-pectoris-Anfall hinreichend bewiesen, daß eine unterschiedliche Weitstellung der Coronararterien und ihrer Kollateralgefäße möglich sein muß, und daß die Engstellung der Coronararterien über einen veränderten Tonus ihrer Wandmuskulatur zu einer unzulänglichen Herzdurchblutung führen kann. H. HAUSS und andere Autoren führen dementsprechend aus, daß der Coronarspasmus zur trophischen Schädigung der Herzmuskulatur, d. h. zu Myodegeneratio cordis, aber auch bei gleichzeitig bestehender Coronarsklerose zur völligen Unterbrechung der coronaren Durchblutung führen kann.

Bei Prüfung der peripheren spontanen arteriellen Vasomotorik mit objektiv registrierenden Verfahren findet man bei einer Gruppe von Patienten gehäuft vasokonstriktorische Phasen mit Drosselung des arteriellen Stromzeitvolumens, die weit über die spontanrhythmischen Volumenschwankungen hinausgehen. Wir haben diesen Typ des gestörten Gleichgewichtes im Gefäßtonus als »vasokonstriktorischen Typ« der vegetativen Dystonie bezeichnet. Diese Zustände findet man insbesondere bei Patienten mit stenokardischen Beschwerden. Solange sonstige Zeichen von Schädigung des Herzens, z. B. einer Linksinsuffizienz, oder aber von pathologischen Veränderungen der Arterien, z. B. von stenosierender Arteriosklerose, von Endangitis, Arteriitis o. ä., fehlen, sind diese Spasmen als rein funktionelle Störungen zu betrachten. Daß sie aber keineswegs ungefährlich sind, zeigt die genaue Analyse der Strömungsverhältnisse sowie der nutritiven Verhältnisse während eines derartigen Spasmus. Wir haben in Abb. 6 eine solche vasokonstriktorische Phase dargestellt.

Es kommt dabei zu einer Drosselung der Arterienweite, zu einer über mehrere Minuten anhaltenden Senkung der mittleren peripheren Blutfülle des durchleuchteten Gewebsbezirkes und zu einer nachhaltigen und ausgiebigen Senkung der O_2-Sättigung des arteriellen wie des peripheren Mischblutes. Gleichzeitig kommt es zu einer Verringerung des Stromzeitvolumens, die ebenfalls über Minuten hin anhält. Eine längere Minderdurchblutung der Gewebe auf Grund arterieller Vasokonstriktion, die zu einer Untersättigung infolge stärkerer Utilisation und einer geringeren Zufuhr arteriellen Blutes führt, muß, wenn sie zu Zeiten erhöhten Bedarfs, z. B. bei Muskelarbeit, auftritt, mit einer Gefahr für die Gewebstrophik verbunden sein und kann zur Herzmuskelschädigung bzw. zu Myodege-

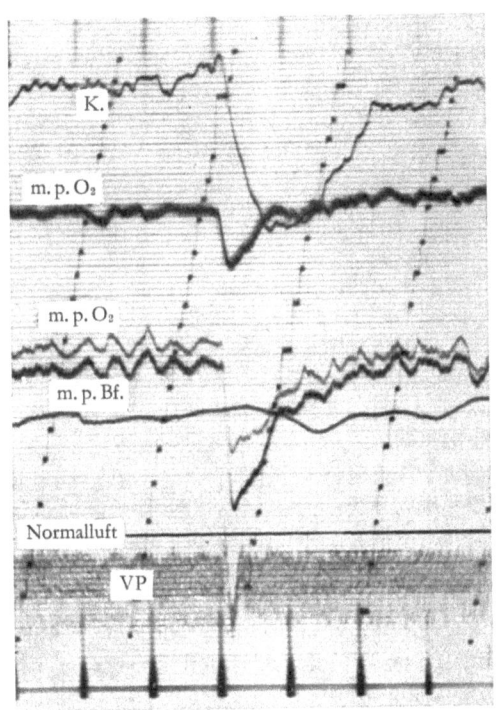

Abb. 6 Vasokonstriktorische Phase eines Patienten mit vegetativer Dysregulation vom vasokonstriktorischen Typ; es kommt zu langanhaltenden Phasen von Vasokonstriktionen, die mit Untersättigung verbunden sind

K = Strömungskalorimetrie (Stromzeitvolumen der peripheren Durchblutung)
m.p.O_2 = Sauerstoffsättigung des peripheren Mischblutes
m.p.Bf. = mittlere periphere Blutfüllung
VP = arterieller Volumpuls

Die Treppen, die sich quer über die Kurven ziehen, entsprechen der Atmung

neratio cordis führen. Bei bestehender Stenosierung der arteriellen Strombahn durch organische Gefäßwandveränderungen kann sie darüber hinaus jedoch zur völligen Verlegung der Engstellen oder aber zumindestens zu einer so hochgradigen Drosselung des Stromzeitvolumens führen, daß infolge der Hypostase und der Hypoxie eine vermehrte Thrombosegefahr im Bereich der stenotischen Gefäße besteht. Damit sind die Voraussetzungen für das Zustandekommen eines Coronarinfarktes auf dem Boden von vasokonstriktorischen Störungen gegeben.

Der Nachweis einer vermehrten Neigung zu langanhaltenden arteriellen vasokonstriktorischen Phasen ist also von praktischer Bedeutung und für Prophylaxe und Therapie wichtig. Bei gleichzeitigem Bestehen stenosierender Arterienerkrankungen oder bei cardialer Dekompensation sind die beschriebenen funktionellen Störungen doppelt ernst zu nehmen und bei der Behandlung zu berücksichtigen.

Durch Objektivierung organischer Angiopathien, früher Stadien cardialer Insuffizienz und von charakteristischen funktionellen Störungen der Kreislaufregulation ist somit eine Früherkennung von Coronarinfarktgefährdeten und von cerebraler Insultgefährdung möglich, die zudem eine präzise Anwendung der Therapie am eigentlichen Ort der Störung, sei es mit dem Ziel des Ausbaus der Kollateraldurchblutung, sei es mit dem Ziel der Verbesserung der Herzleistung oder der Beseitigung funktioneller Regulationsstörungen, zuläßt.

6. Zusammenfassung

Durch Anwendung kombinierter photoelektrischer und gasanalytischer Verfahren ist die Frühdiagnose peripherer, coronarer und cerebraler Angiopathien in Stadien möglich, in denen sie klinisch noch nicht in Erscheinung treten und in denen sie mit anderen Verfahren noch nicht objektivierbar sind. Ebenso ist eine Früherfassung und quantitative Bestimmung von Funktionseinschränkungen des Herzens mit diesen Verfahren möglich. Die Verfahren eignen sich ferner zu einer Abtrennung von frühen Stadien pulmonaler und cardialer Insuffizienz sowie zur Objektivierung funktioneller, rein regulativ bedingter Kreislaufstörungen. Sie sind wegen der Einfachheit ihrer Durchführung nicht nur in der Klinik, sondern auch in der Fachambulanz anwendbar. Sie ermöglichen eine Betrachtung der cardialen, vasculären und pulmonalen Funktionsanteile in ihren einzelnen Abschnitten und erstmalig im klinischen Routinebetrieb auch als Ganzes und sind für die Beantwortung prognostischer, prophylaktischer und sozialhygienischer wie aber vor allem differentialtherapeutischer Fragestellungen von praktischem Nutzen.

7. Literaturverzeichnis

[1] Albertini, A. v., H. J. Brunck und A. Papermitzki, Symposion über Arteriosklerose, Basel 1956, S. 17–37.
[2] Völker, R., Herz- und Gefäßkrankheiten, Darmstadt 1957.
[3] Ratschow, M., Angiologie, Stuttgart 1959.
[4] Kramer, K., Oxymetrie, Stuttgart 1960.
[5] Friedberg, K., Diseases of the heart, Philadelphia and London 1956.
[6] Allen, Edgar v., Peripheral vascular diseases (Allen W. Barker, E. A. Heines), Philadelphia–London 1946.
[7] Völker, R., Dtsch. Arch. klin. Med. 196 (1950), S. 639.
[8] Matthes, K., Kreislaufuntersuchungen am Menschen mit fortlaufend registrierenden Methoden. Thieme, Stuttgart 1951.
[9] Hauss, W. H., Angina pectoris, Stuttgart 1954.

II. Methodische Verbesserungen zur Funktionsdiagnostik cardiovasculärer Erkrankungen

1. Vorbemerkung

Nachfolgend sollen einige Geräte beschrieben werden, die u. a. bei der Funktionsdiagnostik cardiovasculärer Erkrankungen von uns Verwendung finden und deren Bau sich als notwendig erwies.

Bau eines Gleichstromverstärkers zur Differenzschreibung zwischen zwei Multipliern von unterschiedlicher spektraler Empfindlichkeit

1. Es war ein Gleichstromverstärker zu entwickeln, der gestattete, eine Differenzschreibung zwischen den von uns benutzten Multipliern (Sekundär-Elektronenvervielfacher), mit maximaler Empfindlichkeit im infraroten und roten Bereich, durchzuführen (s. hierzu VÖLKER, »Herz- und Gefäßkrankheiten« – Methodischer Teil). Ziel dieser Registrierung war, eine direkte Aufzeichnung der Sauerstoffsättigung im arteriellen Blut und im peripheren Mischblut zu ermöglichen. Nach Durchführung entsprechender Vorversuche gelang es schließlich, einen Mehrkanalgleichspannungsverstärker von ausreichender Empfindlichkeit und hervorragender Null-Linienkonstanz, die über eine Meßdauer von 5 Stunden Null-Linienabweichungen unter 0,5% gewährleistet, zu entwickeln.
Der Verstärker ist ein mehrkanalig, gleichspannungsgekoppelter Differenzverstärker. Die Eingangsempfindlichkeit bei Verwendung von je einem Drehspiegelgalvanometer (50 Hz) ist 500 mV/%. Das Verhältnis von Gegentakt zu Gleichtaktverstärkung ist 1200:1. Der lineare Übertragungsbereich ist 0–5 kHz. Die Stabilität der Versorgungsspannung gegenüber Netzspannungsschwankungen ist besser als 1:1000. Die isoelektrische Null-Linie kann mittels feiner Nullregler verstellt werden. Die Verstärkung beider Kanäle ist kontinuierlich regelbar. Der Verstärker ist auch in zahlreichen anderen Anwendungsgebieten brauchbar. So wurde er von uns auch in einer Anordnung verwendet, bei der wir eine Ohrzelle nach KRAMER zur Oxymetrie gebaut hatten. Auch für diesen Zweck erwies sich der Verstärker als sehr geeignet.
Das Schaltschema dieses von uns entwickelten Verstärkers ist in Abb. 7 wiedergegeben.
Die Abb. 8 und 9 zeigen eine photographische Wiedergabe des Verstärkers von Abb. 7.
Im Vordergrund der Abb. 8 eine Ohreinheit nach Prof. KRAMER für oxymetrische Zwecke, die ebenfalls für die fortlaufenden Untersuchungen hier in der Werkstatt gebaut wurde.

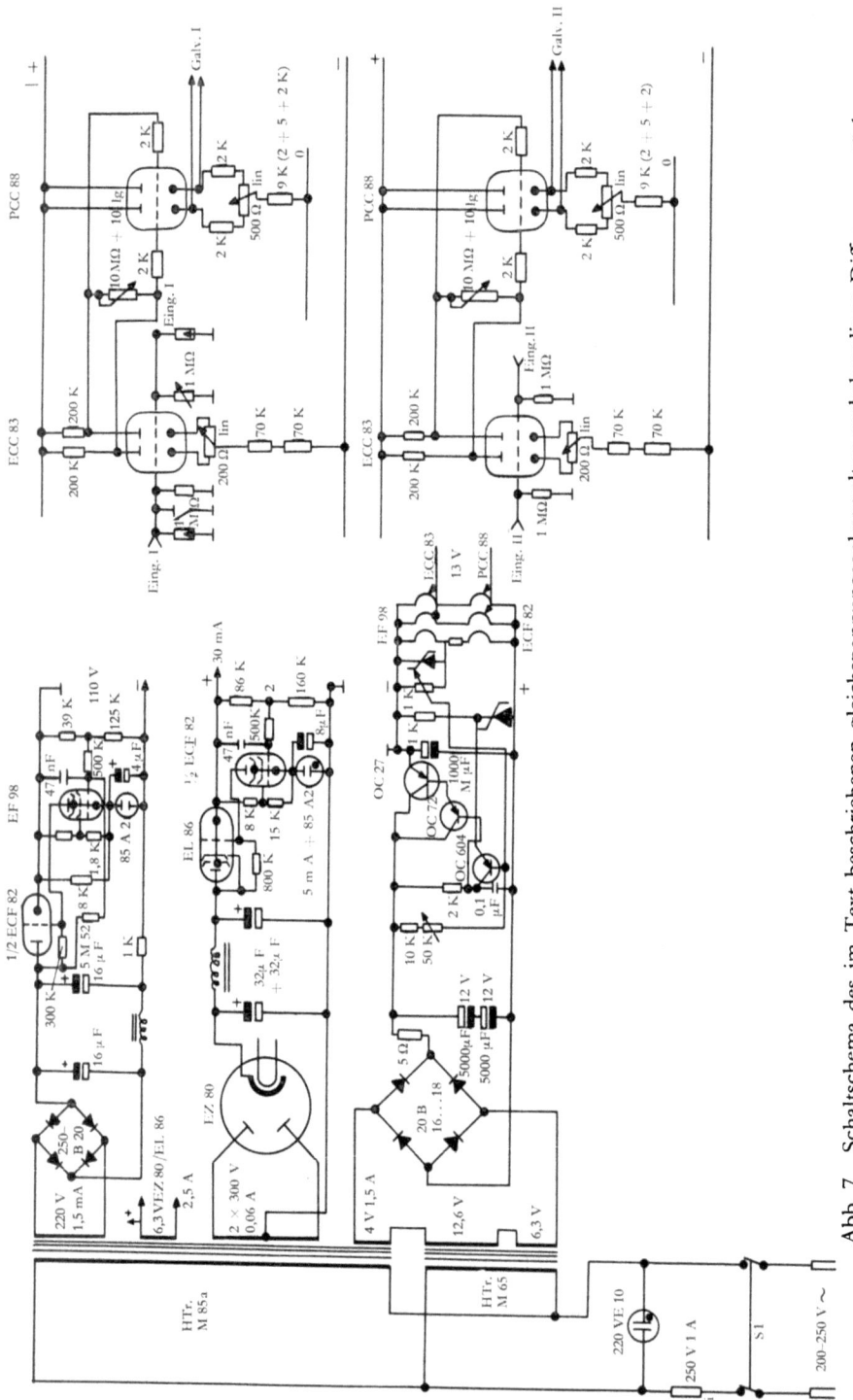

Abb. 7 Schaltschema des im Text beschriebenen gleichspannungsgekoppelten mehrkanaligen Differenzverstärkers

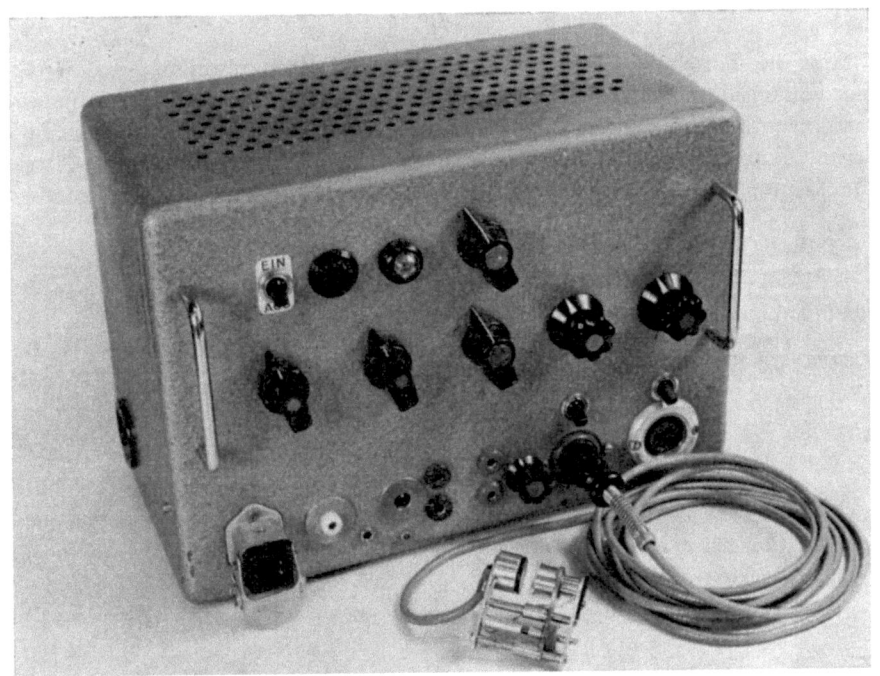

Abb. 8

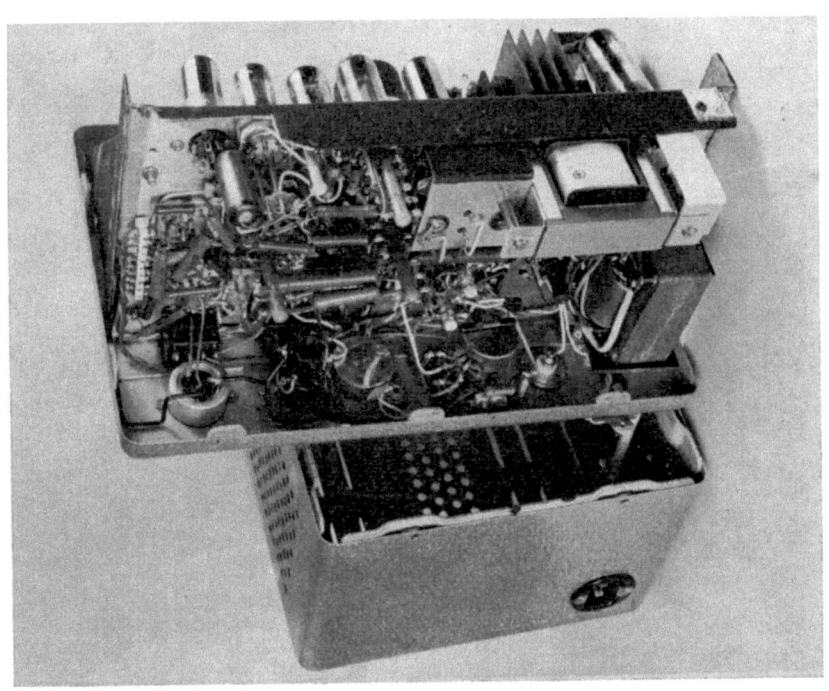

Abb. 9

2. Für die Betreibung der verschiedenen elektronischen Anordnungen, die bei den von uns durchgeführten angiologischen und cardiologischen Untersuchungsmethoden benötigt werden, ist die Verwendung einer zuverlässigen Netzstabilisation notwendig. Die bisher von uns verwandte Netzstabilisation der Firma Dr. Maurer, Neußen, ist speziell für die von ihm gelieferten Multiplier (16stufige

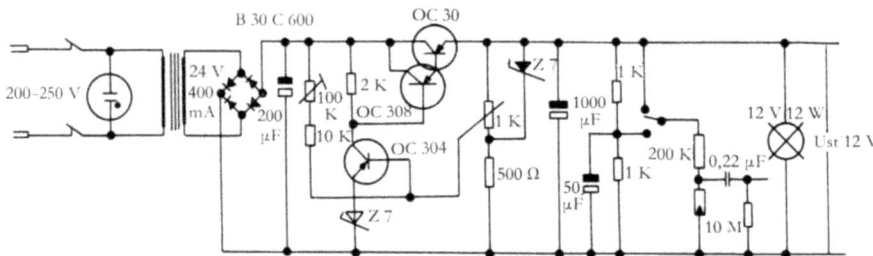

Abb. 10 Schaltschema eines Netzanschlußgerätes zur Stabilisierung von Netzschwankungen mit einem Fehler von unter 0,05% zur Betreibung von Sekundärelektronenvervielfachern

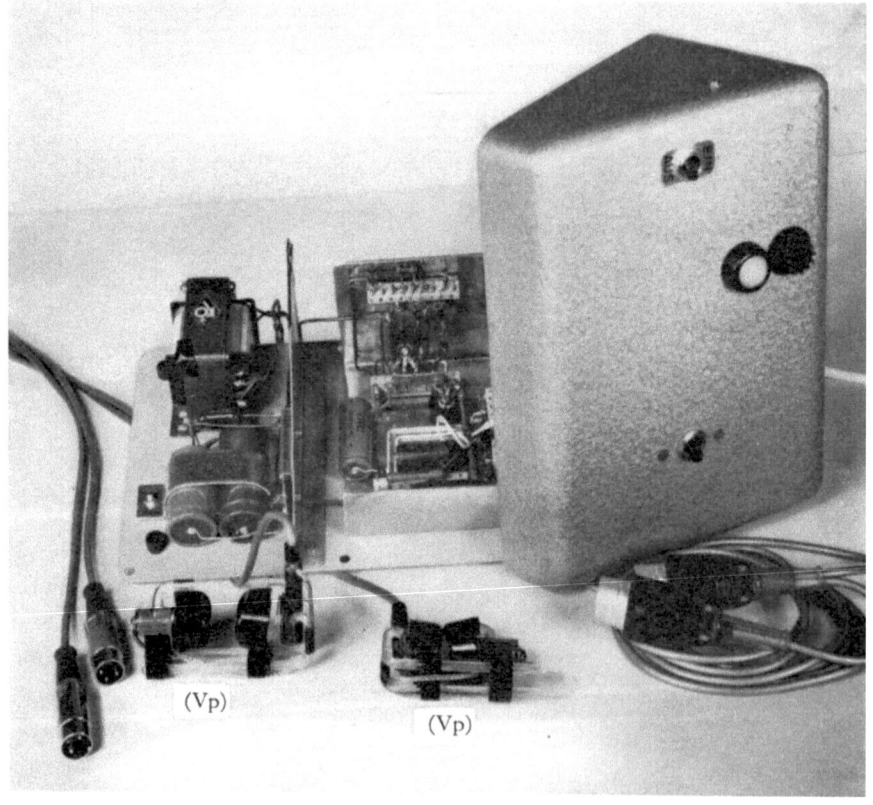

Abb. 11 Fertiggerät der Abb. 10

SEV) berechnet. Für die Benutzung anderer oxymetrischer und photometrischer Anordnungen ist sie nicht dimensioniert und geeignet. Wir entwickelten deshalb ein Netzanschlußgerät, das eine Stabilisierung der Netzschwankungen unter 0,05% gewährleistet. Das Schaltschema dieser Anordnung ist in Abb. 10 wiedergegeben.

Die Abb. 11 zeigt das aufgeklappte Fertiggerät der Abb. 10. Im Vordergrund sind zwei, ebenfalls von uns entwickelte photoelektrische Plethysmographen, die eine photometrische und oxymetrische Aufzeichnung der peripheren Zirkulationsverhältnisse bei absoluter Druckkonstanz gewährleisten (Vp), aufgeführt.

Ferner wurde ein elektronisches Netzstabilisierungsgerät gleicher Genauigkeit für Mehrzweckverwendung zur Entnahme auch von höheren Spannungen konstruert. Das Schaltschema ist in Abb. 12 wiedergegeben.

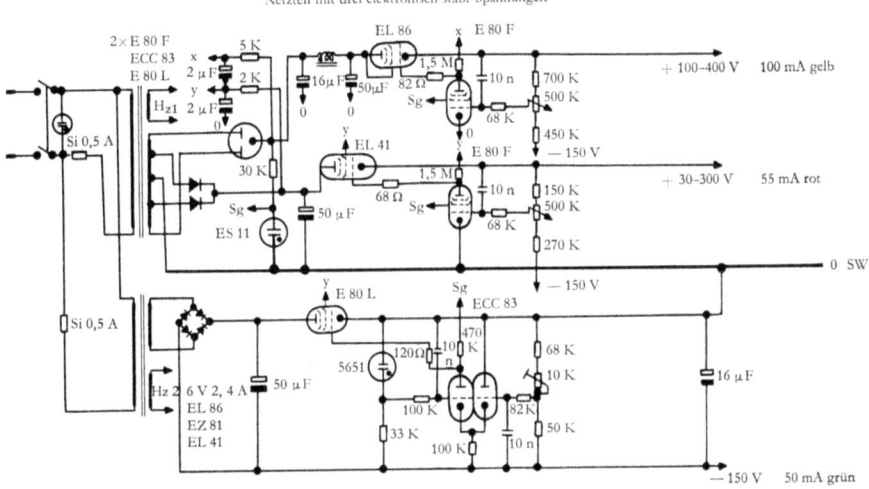

Abb. 12 Schaltschema eines elektronischen Netzstabilisierungsgerätes zur Entnahme verschieden hoher Spannungen

Zusammenfassung:

Bericht über die Konstruktion einzelner Bauteile für kreislaufdiagnostische Meßanordnungen.

2. Entwicklung eines Eichverfahrens zur photoelektrischen Bestimmung der Blutfüllung peripherer Gefäßabschnitte für die unblutige klinische Routinemessung

Für die Bestimmung der Blutfülle peripherer Blutgefäße bei Anwendung plethysmographischer Verfahren sind eine Reihe von Eichmethoden beschrieben worden. So haben HERTZMANN und Mitarbeiter zur Gewinnung objektiver Maßzahlen die photoelektrische Plethysmographie durch Kontrollmessungen mit dem

Wasserplethysmographen geeicht. Meine Mitarbeiter E. KACZMAREK und H. PUPPE haben eine Küvettenmethode beschrieben, bei der die Dicke einer Blutschicht in einer Kontrollküvette variiert wird und in Vergleich zu den Lichtdurchlässigkeitsänderungen der vor der Messung blutleer gemachten Gewebsabschnitte mit nachfolgender maximaler Blutauffüllung gesetzt wird. Die Verfahren von HERTZMANN sowie die Methoden von KACZMAREK und PUPPE haben den Nachteil, daß sie für den klinischen Routinebetrieb zu zeitraubend sind. Da gerade bei der routinemäßigen Durchführung der photoelektrischen diagnostischen Verfahren Aussagen über die Größe der Durchblutung, über das Ausmaß von Durchblutungsänderungen – z. B. gegenüber pharmakologischen Reizen – oder über das Ausmaß einer Zunahme oder Abnahme der Zirkulationsgröße im Verlauf einer Kreislauferkrankung bzw. einer Arteriopathie wichtig sind, war ein Eichverfahren zu entwickeln, das rasch durchführbar ist und über die Blutfüllung exakte Auskunft gibt.

Bei der Durchleuchtung blutgefüllter Gewebe wird das Ausmaß der Lichtabsorption bestimmt von der Gewebedicke und seiner Lichtdurchlässigkeit sowie durch die in den Blutgefäßen des durchleuchteten Gewebsbezirks (Arterien, Arteriolen, Kapillaren, Venolen und Venen) befindliche Blutmenge. Die Absorption des Gewebsfilters ist dabei während kurzzeitiger Messungen eine konstante Größe, während die Absorption durch die im Gewebsbezirk befindliche Blutmenge variabel ist. Führt man die Absorptionsmessung in einem Wellenlängenbereich aus, in dem Sauerstoffsättigungsänderungen des Blutes keine Rolle spielen, z. B. im infraroten Bereich, wird man bei der Eichung sich auf die Ermittlung der Absorption des Gewebsfilters und der Blutschichtdicke unter Außerachtlassung der Sättigungsänderungen beschränken können. Das zu entwickelnde Eichverfahren mußte deshalb einmal eine Aussage zur Absorptionsfähigkeit des Gewebes und zweitens eine Aussage über die zusätzliche Absorption durch die in diesem Gewebsbezirk befindliche Blutmenge machen. Wir wählten dazu nachfolgende Methode:

Bei Annahme eines blutleeren, konstanten Gewebsfilters wird bei Durchleuchtung dieses Filter mit einer konstanten Lichtmenge eine gleichbleibende Absorption erfolgen und durch eine hinter dem durchleuchteten Gewebsbezirk befindliche Photozelle ein gleichmäßiger Photostrom abgegeben werden. Bei Abschwächung der Lichtquelle durch ein dazwischengeschaltetes Graufilter oder aber auch durch Modulation der Lichtintensität, z. B. einer Lampenspannung, wird mit zunehmender Gewebsdichte bzw. mit steigender Lichtabsorption durch dichteres Gewebe die Modulation der Lichtintensität in unterschiedlichem Ausmaße in Erscheinung treten. Man kann also bei unterschiedlicher Lichtabsorption durch das Grundfilter (=Gewebsfilter) bei gleichbleibender Abschwächung der Durchleuchtungsintensität eine Relation zwischen modulierter Lichtintensität und Schichtdicke erwarten. Umgekehrt wird bei gleichbleibender Gewebsschichtdicke eine Modulation der Lichtintensität das gleiche Verhalten wie die Wahl unterschiedlicher Grundfilter erkennen lassen.

Es war deshalb eine Einrichtung zu bauen, die eine meßbare Variation der Lichtintensität erlaubt, und bei der gleichzeitig durch definierte Vergleichsfilter oder

aber durch eine definierte Variation der Blutschichtdicke die Relation zwischen Gewebsabsorption einerseits und Blutfüllung andererseits meßbar werden.
Wir konstruierten daher ein elektronisch stabilisiertes Stromversorgungsgerät mit zuschaltbarem Eichgenerator für Volumenpulsabnehmer, das eine periodische Modulation der Lichtintensität erlaubt. Die Schaltung dieses Gerätes ist in Abb. 13 wiedergegeben.

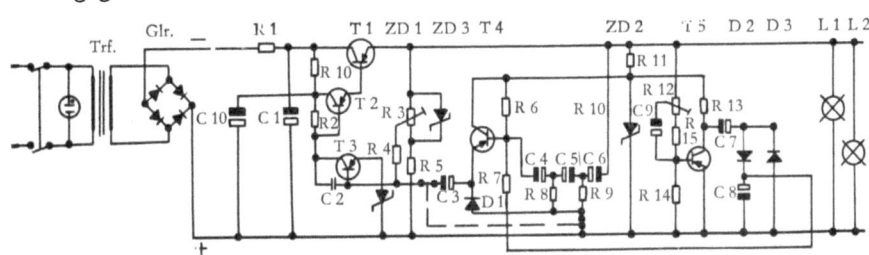

Abb. 13   Elektronisch stabilisiertes Versorgungsgerät mit zuschaltbarem Eichgenerator für Volumenpulsabnehmer[1]

In der nachfolgenden Abb. 14 wird demonstriert, wie bei unterschiedlicher Lichtabsorption durch verschieden dicke Graufilter eine durch den beschriebenen Eichgenerator erzeugte konstante Modulation der Lichtintensität zu einer unterschiedlichen Amplitude der Modulationsschwankungen führt. Die Änderung der Amplitude der Modulationsschwankungen steht in fester Relation zur Größe der Lichtabsorption durch die unterschiedlichen Filter.
In einem weiteren Arbeitsgang waren Graufilter herzustellen, die sich bezüglich der Lichtabsorption größenordnungsmäßig wie die zur Untersuchung blutleer gemachten Gewebsbezirke, z. B. Finger- oder Zehenkuppe etc., bewegen. So fertigten wir uns eine Graufilterserie an, die Fingerkuppen unterschiedlicher Dicke und Zehenkuppen unterschiedlicher Dicke entsprechen. In der Annahme, daß diese Graufilter jeweils ca. einem blutleer gemachten Gewebsbezirk entsprechen, waren durch eine geeignete Meßküvette Schichtdickenänderung von Normalblut zu erzeugen, die in der Größenordnung der vorkommenden Blutfüllungsänderung der Gewebe liegen, und zu prüfen, ob sich mit Modulation der Lichtintensität hier eine definierte und reproduzierbare Beziehung zwischen Lichtabsorption bekannter Blutschichtdicken und Lichtmodulation ergibt. Derartige Messungen müssen nach den Erfahrungen von K. KRAMER et al. in Strömungsküvetten ausgeführt werden, wenn nicht durch die Sedimentation der Erythrozyten etc. unkontrollierbare Änderungen der Absorption erfolgen sollen, es sei denn, daß die Meßanordnung so einfach konstruiert ist, daß in sehr rascher Folge Messungen ausgeführt werden können. Wir konstruierten deshalb eine Meßküvette aus Plexiglas, die so beschaffen war, daß mittels einer Rekordspritze Blut in die durch einen Plexiglasstempel verschlossene Küvette eingefüllt werden kann. Der plangeschliffene Plexiglaskolben wird durch das eingefüllte Blut angehoben und

---

[1] Die Daten der Widerstände, Transistoren etc. können beim Verfasser angefordert werden.

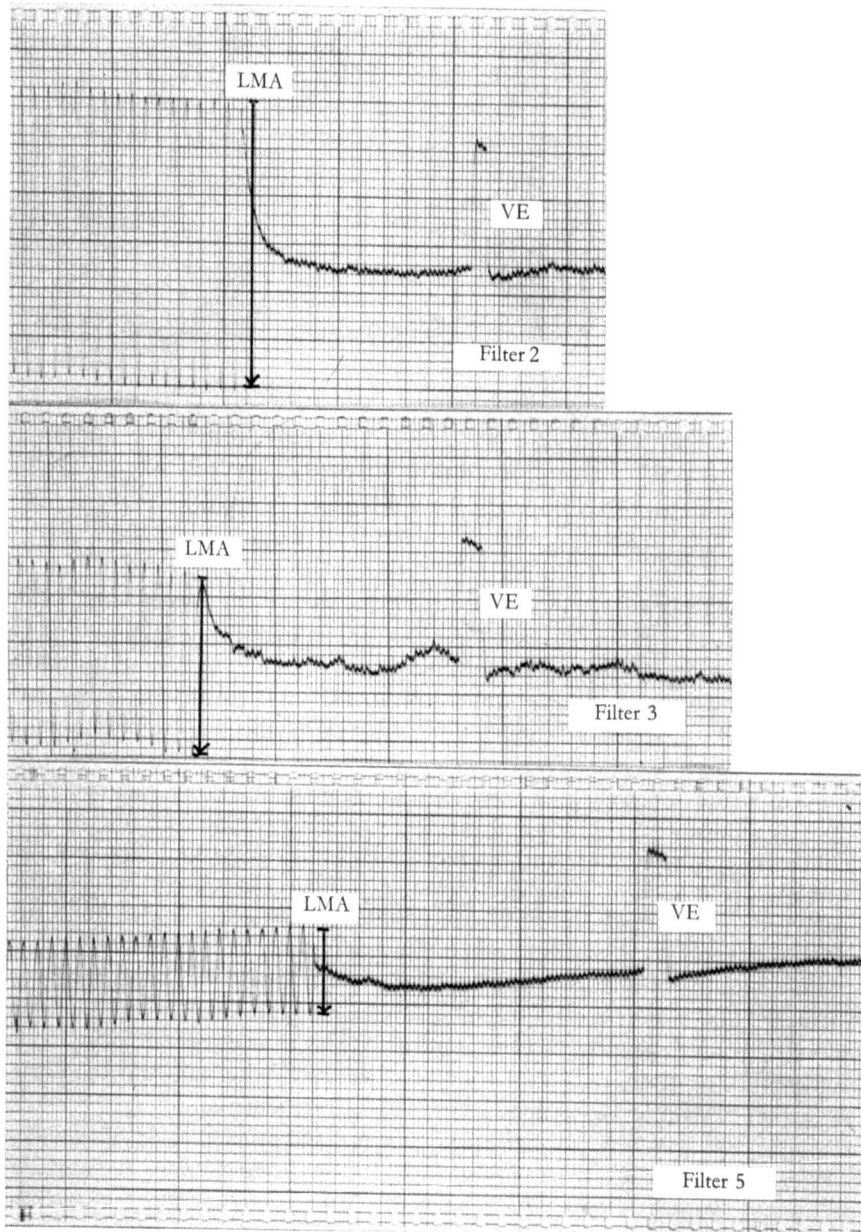

Abb. 14 Verringerung der Amplitude der Lichtmodulationsschwankungen durch Verwendung von Graufiltern unterschiedlicher Dicke
(von 1 bis 5 Zunahme der Filterabsorption)
LMA = Lichtmodulationsamplitude
VE = Verstärker Eichzacke

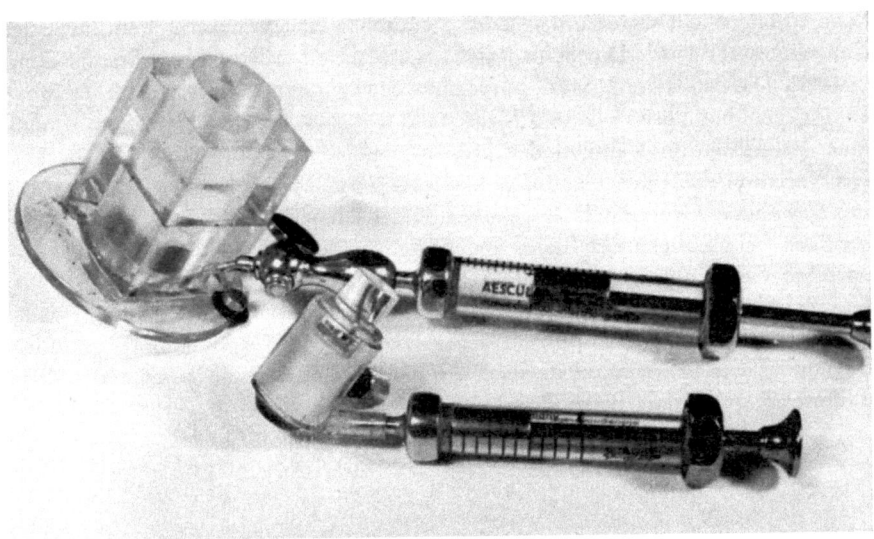

Abb. 15 Blutküvette aus Plexiglas mit feststellbarem, plangeschliffenem Plexiglaskolben
Die Einstellung der Schichtdicke erfolgt durch Einspritzen der zu untersuchenden Blutmenge, die Schichtdicke wird mit einer Mikrometerschraube am Kolbenhub gemessen

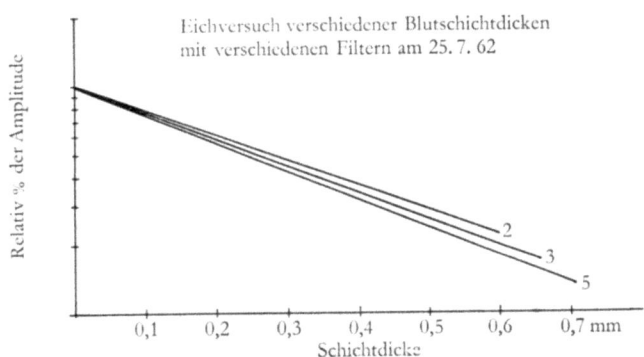

Abb. 16 Verhalten der Amplituden des mit konstanter Lichtmodulation wechselnden Photostromes in Beziehung zu Schichtdickenänderungen des Blutes in einer Eichküvette
Filter 2, 3 und 5 sind Graufilter, die der Absorption eines mittelgroßen Fingers (2) und eines starken Fingers (3) sowie einer mittelstarken Großzehenkuppe (5) entsprechen. Die Unterschiede der Lichtabsorption der verwandten Filter sind im Leerversuch beträchtlich. Bei Variation der zusätzlichen Blutschichtdicke, die der Absorption der Grundfilter überlagert wird, bleibt unabhängig vom Grundgraufilter die Abhängigkeit der Lichtmodulationsamplitude von der Schichtdickenänderung des Blutes prozentual gleich.

kann so eingestellt werden, daß jede gewünschte Schichtdicke binnen kürzester Zeit eingestellt wird. Die Schichtdicke wird mittels Mikrometerschraube kontrolliert. Die Meßküvette ist durch leichte Bewegungen auch während der Messung gegenüber Photozelle und Lichtquelle trotzdem konstant zu halten, so daß eine Sedimentation während der Messung nicht erfolgen kann (s. Abb. 15). Bei Variation der Blutschichtdicke findet man unabhängig von der Absorption des gewählten Grundfilters (Graufilter verschiedener Absorption) eine der jeweiligen Schichtdicke des Blutes zugehörige prozentuale Abweichung der Absorption vom Nullwert, d. h. vom Leerwert der Küvette (s. Abb. 16).

Es läßt sich also unabhängig von der Absorption des Grundfilters bei der gewählten Meßanordnung aus der prozentualen Abweichung der Modulationsamplituden gegenüber dem Leerwert die in einem durchleuchteten Gewebsbezirk vorhandene Blutmenge quantitativ bestimmen.

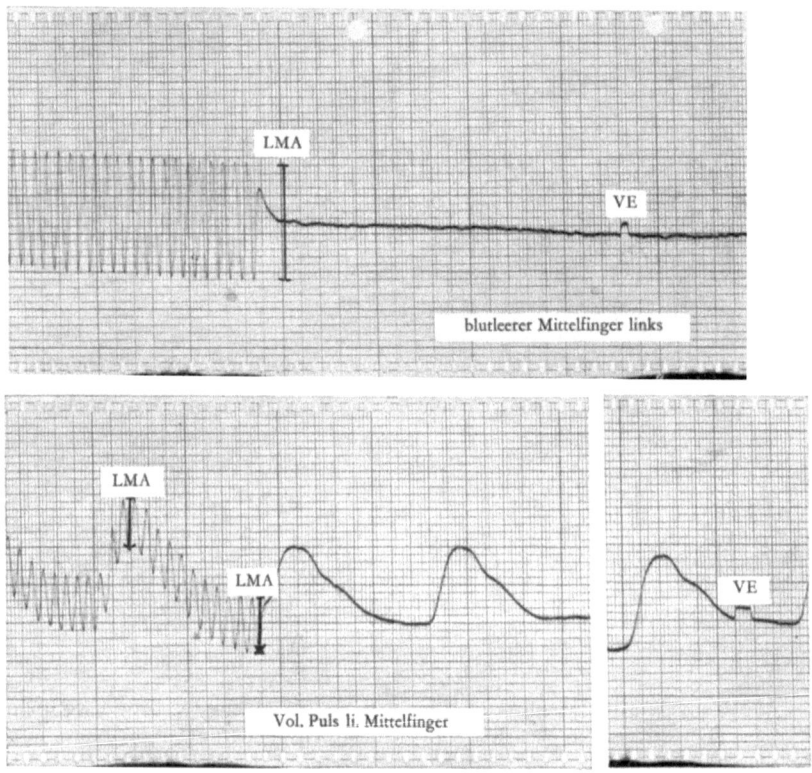

Abb. 17 Absoluteichung der Blutfülle und des Stromzeitvolumens eines Gefäßabschnittes der Mittelfingerkuppe eines Kreislaufgesunden (photoelektrisch)
LMA = Lichtmodulationsamplitude
  VE = Verstärker-Eichung
Vgl. das prozentuale Verhältnis der LMA bei blutleerem Finger (oberer Teil der Abbildung) und bei blutgefülltem Finger (unterer Teil der Abbildung) Berechnung der absoluten Schichtdicke s. Text

Zum Schluß sei zum besseren Verständnis noch ein praktisches Beispiel aufgeführt. In Abb. 17 zeigen wir eine photoelektrisch registrierte Volumenpulskurve der linken Mittelfingerkuppe eines Kreislaufgesunden. Nach Blutleermachung des Fingers wird die Lichtmodulation gleicher Intensität der Absorption des blutleeren Fingers überlagert (oberer Teil der Abbildung). Dem ersten Puls sind periodische Lichtmodulationen überlagert (unterer Teil der Abbildung). Die prozentuale Verringerung der Amplitudengröße durch das zusätzliche Blutvolumen beträgt 45,2%. Die Amplitudendifferenz zwischen der Modulation an der Basis der Pulse und auf dem Gipfel der Pulse beträgt weiterhin 3,2%. Bei Berechnung der Schichtdickenänderung durch die Gesamtblutfülle und durch die Volumenpulsschwankung unter Benutzung der Eichkurven der Abb. 4 errechnet sich eine Gesamtblutschichtdicke von 0,3 mm und eine zusätzliche Schichtdickenänderung durch den Volumenpuls von 0,025 mm.

Die Integrierung der Pulsfläche bei bekannter Schichtdickenänderung durch den Volumenpuls ergibt dann die mit dem einzelnen Volumenpuls in der Zeit einströmende Blutmenge. Das Verfahren erlaubt also eine quantitative Erfassung der Blutfüllung eines Gewebsbezirks, der Volumenänderung durch die einzelnen arteriellen Volumenpulse sowie des Stromzeitvolumens.

Zusammenfassung:

Es wird ein Eichverfahren beschrieben, das eine quantitative Ermittlung der Durchblutungsgröße eines durchleuchteten Gewebsbezirkes bei photoelektrischer Messung ermöglicht. Das Verfahren erlaubt eine Ermittlung der Gesamtblutfülle und ihrer Variation durch die Volumenpulsamplitude. Mit der Feststellung der Schichtdickenänderung durch die Volumenpulse und Integration der Volumenpulsfläche kann gleichzeitig eine quantitative Bestimmung des Stromzeitvolumens durchgeführt werden. Die Eichanordnung ist technisch so entwickelt, daß ihre Anwendung im laufenden klinischen Routinebetrieb durch technisches Hilfspersonal ausgeführt werden kann. Eine derartige Absoluteichung ist von praktischer klinischer Bedeutung für die Kontrolle des Schweregrades organischer Durchblutungsstörungen, des Krankheitsverlaufes in Abhängigkeit von der Therapie, der Wirkung spezieller therapeutischer Maßnahmen und für die Klärung physiologischer und pathophysiologischer Fragestellungen am Gesamtkreislauf.

Literaturverzeichnis

KRAMER, K., Grundlagen der Oxymetrie, in: Oxymetrie und klinische Anwendung, Georg Thieme-Verlag, Stuttgart 1960, S. 1ff.
KRAMER, K., W. SCHULZE, Pflügers Arch. 250 (1948), S. 141.
NILSSON, N. J., Stockholm, Pflügers Arch. 263 (1956), S. 374–400.

3. Über ein neues Gerät zur gleichzeitigen Durchführung der Strömungskalorimetrie sowie photoplethysmographischer und oxymetrischer Messungen der peripheren Durchblutung im Transmissionsverfahren

In früheren Veröffentlichungen haben wir auf die Bedeutung von gleichzeitigen Aufzeichnungen strömungskalorimetrischer, photoplethysmographischer und oxymetrischer Daten zur Kontrolle der peripheren Durchblutung hingewiesen [1]. Ähnliche Beobachtungen liegen von HERTZMANN et al. [2] vor. Bei Durchführung von Kreislaufanalysen mit den beschriebenen Verfahren [3] haben wir es immer wieder als Nachteil empfunden, daß es keine Möglichkeit gab, im Routinebetrieb gleichzeitig in ein und demselben Gewebsbezirk photoplethysmographische und oxymetrische sowie strömungskalorimetrische Messungen durchzuführen. Es hat sich nämlich gezeigt, daß in benachbarten Gefäßabschnitten oft die Zirkulationsgröße sehr unterschiedlich sein kann, ein Befund, der besonders bei krankhaft gestörter Durchblutung von Bedeutung ist. Die Durchführung der Strömungskalorimetrie allein läßt - ebenso wie die alleinige Durchführung photoplethysmographisch-oxymetrischer Messungen - Fragen offen, die bei Kombination der beiden Verfahren beantwortet werden können. Wir haben aus diesem Grunde ein Gerät entwickelt, das eine gleichzeitige Anwendung beider Verfahren in ein und demselben Gewebsbezirk erlaubt.

MATTHES [4], KRAMER [5] et al. haben bereits gezeigt, in welchem Umfang eine Aussage über die Zirkulation bei Anwendung photoelektrischer Verfahren möglich ist. Wir selbst haben durch die von uns entwickelten Methoden hierzu eine erweiterte Aussagemöglichkeit erreicht. ASCHOFF [6], REIN [7], RANDALL und HERTZMANN [8], HENSEL [9] et al. haben wichtige methodische Beiträge zur strömungskalorimetrischen Kontrolle der peripheren Durchblutung geleistet. Aus dem von der Haut in stationärem Zustand abgegebenen Wärmestrom, gemessen in Kalorien pro Zeit und Flächeneinheit, läßt sich nach HENSEL ein zuverlässiges und quantitativ verwertbares relatives Maß für das periphere arterielle Stromzeitvolumen gewinnen. Mit photoplethysmographischen und oxymetrischen Methoden lassen sich die Füllung der arteriellen, kapillären und venösen Gefäßteile sowie der Tonus der Arterienwandungen und die Sauerstoffbeladung des im untersuchten Gewebsbezirk strömenden Blutes messen. Die vorhandenen strömungskalorimetrischen Meßgeräte (HENSEL) lassen eine gleichzeitige photoelektrische/oxymetrische Messung in gleichem Gewebsbezirk nicht zu. Ebenso war bei der bisher von uns entwickelten photoelektrisch-oxymetrischen Anordnung eine gleichzeitige strömungskalorimetrische Messung nicht durchführbar.

Bei dem von uns jetzt entwickelten und in zahlreichen klinischen und pharmakologischen Messungen benutzten Gerät lassen sich beide Verfahren gleichzeitig anwenden.

Beschreibung des Gerätes:

Das Gerät besteht aus zwei gebogenen Plexiglasschalen, deren Wölbung so gewählt ist, daß sie sich dem Finger oder der Zehe bzw. der zu untersuchenden

Extremität anpassen. Die Schalen sind jeweils mit einem Zufluß- und einem Abflußstutzen versehen. In die Schalen wird eine durchsichtige Polyvinylfolie von 0,04 mm Dicke eingeklebt, so daß bei Auffüllung des Zwischenraumes mit Wasser zwischen Folie und Schale etwa eine Schichtdicke von 2 mm entsteht. In die Zufluß- und Abflußstutzen sind jeweils mehrere hintereinandergeschaltete Kupferkonstantan-Thermoelemente eingefügt, die mittels eines Spiegelgalvanometers eine Messung der Temperaturdifferenz zwischen ein- und ausströmendem Wasser messen.

Die Plexiglasschalen sind so geformt, daß sie sich bequem in die von uns routinemäßig benutzten photoplethysmographischen und oxymetrischen Meßanordnungen einfügen. Die Strömungskalorimetrie erfolgt somit in dem gleichen Bezirk wie die Photoplethysmographie und Oxymetrie, da das Strömungskalorimeter im gleichen Bezirk Kontakt hat, aber auch bei den photoelektrischen Messungen durchleuchtet wird (Abb. 18).

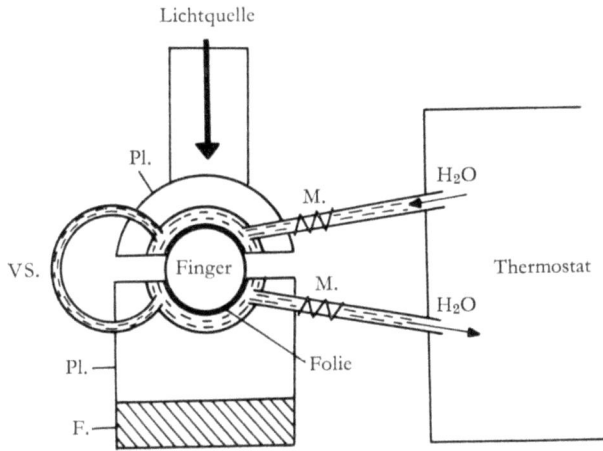

Abb. 18 Kombiniertes Strömungskalorimeter zur gleichzeitigen photoplethysmographischen und oxymetrischen Messung (Querschnittsschema)
Pl = Plexiglasgehäuse
M = thermoelektrische Meßstellen im Ein- und Ausflußstutzen
F = photoelektrisch-oxymetrischer Meßkopf
VS = Verbindungsschläuche der Boden- und Deckschalen
Folie = durchsichtige, dem Finger anliegende Polyvinylfolie
Das Wasser strömt zwischen Folie und Plexiglasschale

Die Temperatur des strömenden Wassers wird durch einen Thermostaten auf $1/100°C$ konstantgehalten. Das dafür erforderliche Steuergerät für Badthermostat mit Förderpumpe, das von uns entwickelt wurde, wird in dem nachfolgenden Schaltschema (Abb. 19) wiedergegeben.

Die Eichung des Strömungskalorimeters erfolgt vor und nach Beendigung der Untersuchungen. Es wird dabei durch einen Eichwiderstand ein kurzer Wärmestoß an das im Kalorimeter strömende Wasser an der Eingangsstelle abgegeben.

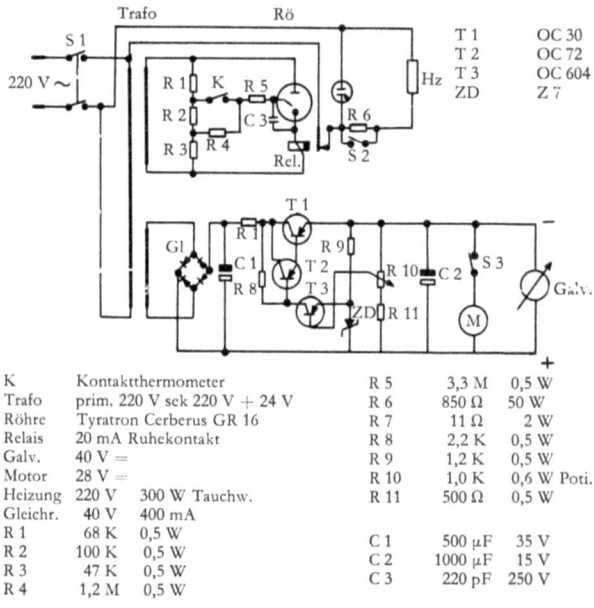

K	Kontaktthermometer	R 5	3,3 M	0,5 W
Trafo	prim. 220 V sek 220 V + 24 V	R 6	850 Ω	50 W
Röhre	Tyratron Cerberus GR 16	R 7	11 Ω	2 W
Relais	20 mA Ruhekontakt	R 8	2,2 K	0,5 W
Galv.	40 V =	R 9	1,2 K	0,5 W
Motor	28 V =	R 10	1,0 K	0,6 W Poti.
Heizung	220 V 300 W Tauchw.	R 11	500 Ω	0,5 W
Gleichr.	40 V 400 mA			
R 1	68 K 0,5 W	C 1	500 μF	35 V
R 2	100 K 0,5 W	C 2	1000 μF	15 V
R 3	47 K 0,5 W	C 3	220 pF	250 V
R 4	1,2 M 0,5 W			

Abb. 19 Steuergerät für Badthermostat mit Förderpumpe zur Durchströmung eines kombinierten oxymetrisch-photoplethysmographisch und strömungskalorimetrisch arbeitenden Meßkopfes

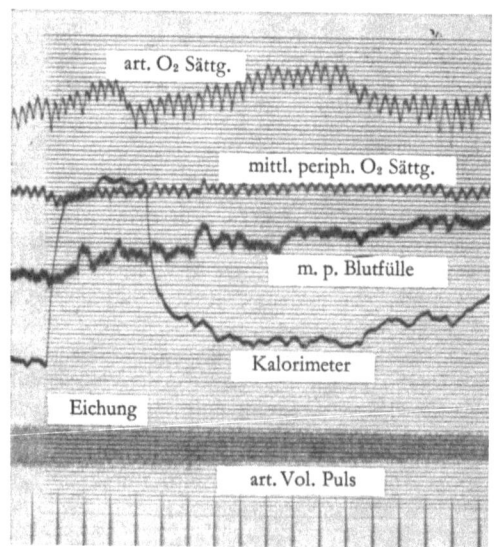

Abb. 20 Eichung der Strömungskalorimetrie
Bei Abgabe eines Wärmestoßes an das durch den Meßkopf strömende Wasser von 0,25 Kal./sec erfolgt ein Anstieg der Kalorimeterkurve, deren Amplitude durch Regulierung der Strömungsgeschwindigkeit variiert werden kann

Betriebswiderstand und Eichwiderstand sind dabei so gewählt, daß 0,25 Kalorien pro Sekunde abgegeben werden. Durch Variation der Strömungsgeschwindigkeit ist die erwünschte Ausschlaghöhe der anzeigenden Instrumente einzustellen. Da die Wärmeabgabe linear erfolgt, läßt sich damit eine Absolutmessung der Strömungsgröße durchführen.

In Abb. 21 sind die damit gegebenen Registriermöglichkeiten aufgeführt. Die Abbildung zeigt den strömungskalorimetrischen und photoelektrisch gemessenen Effekt der Injektion eines gefäßerweiternden Mittels. Photoelektrisch läßt sich die Weite der Arteriolen, die Blutfülle des durchleuchteten Gewebsbezirkes, die Arterialisation oder der Sauerstoffgehalt des in diesem Gewebsbezirk strömenden Blutes messen. Strömungskalorimetrisch läßt sich das Stromzeitvolumen der durchströmenden Blutmenge bestimmen. Die Abbildung zeigt, daß der günstige gefäßerweiternde und strömungsfördernde Effekt des Mittels damit klar objektiviert werden kann.

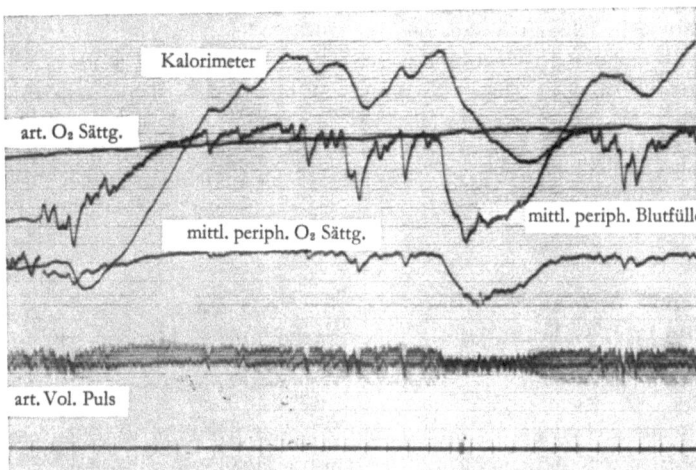

Abb. 21 Verhalten des arteriellen Stromzeitvolumens (= strömungskalorimetrisch), der mittleren O_2-Sättigung des im gleichen Bezirk strömenden Blutes (photoelektrisch = mittlere periphere O_2-Sättigung), der Blutfülle (photoelektrisch = mittlere periphere Blutfülle) und der Weite der Arterien dieses Gewebsabschnittes (photoelektrisch = arterieller Volumenpuls) nach Injektion eines gefäßerweiternden Mittels

Zusammenfassung:

Es wird eine kombinierte strömungskalorimetrische und photoelektrische Anordnung beschrieben, die die gleichzeitige Aufzeichnung des Stromzeitvolumens der Blutfülle und der Arterialisation des durch einen Gewebsbezirk strömenden Blutes im Routinebetrieb ermöglicht. Die Anordnung hat gegenüber den bisher üblichen Verfahren den Vorteil, daß die Aufzeichnung der genannten Größen in dem gleichen Gewebsbezirk erfolgt. Sie hat ferner den Vorteil, daß durch die

Wahl einer »trockenen« Anordnung, bei der das strömende Wasser nicht direkt mit der Haut in Berührung kommt, eine schnellere Durchführung der Messungen im Routinebetrieb ermöglicht wird.

Literaturverzeichnis

[1] VÖLKER, R., Herz- und Gefäßkrankheiten, Darmstadt 1957.
[2] HERTZMANN, A. B., Amer. J. of Physiol. 134, 59 (1941); 145, 716 (1945).
[3] VÖLKER, R., Funktionelle Differentialdiagnose kardiovasculärer Erkrankungen mit unblutigen photoelektrischen Verfahren (in: KRAMER, K., Oxymetrie, Theorie und klinische Anwendung, Stuttgart 1960, S. 54ff.).
[4] MATTHES, K., Arch. exper. Path. 176, 683 (1934). – Ders., Kreislaufuntersuchungen an Menschen, Stuttgart 1951.
[5] KRAMER, K., Handbuch der biologischen Arbeitsmethoden V, 8, 1058 (1937). – Ders., Zeitschrift für Biologie 95, 126 (1934).
[6] ASCHOFF, J., Pflügers Archiv 249, 148 (1948).
[7] REIN, Handbuch der Haut- und Geschlechtskrankheiten I/II, S. 8.
[8] SMITH, D. E., W. C. RANDALL und A. B. HERTZMANN, Federation Proc. 7, 116 (1948).
[9] HENSEL, H., Z. f. Kreislaufforschung 41, 251 (1952). – Ders., Z. f. d. gesamte experimentelle Medizin 117, 587–597 (1951). – Ders., Pflügers Archiv 268, 604–606 (1959).

4. Bau eines Strömungskalorimeters für gleichzeitige Messung von Blutfülle und Arterialisation des Blutes oberflächlicher Hautbezirke im photoelektrischen Reflexverfahren

In einer vorausgehenden Veröffentlichung haben wir über den Bau eines Strömungskalorimeters berichtet, das eine routinemäßige Anwendung strömungskalorimetrischer Verfahren in einer Kombination mit photoelektrischen und oxymetrischen Verfahren erlaubt. Wir haben begründet, warum eine Messung mit den genannten Verfahren im gleichen Gefäßabschnitt erforderlich ist. Aus den gleichen Gründen und mit dem gleichen Ziel – nämlich zur Objektivierung der Zirkulationsverhältnisse der Kreislaufperipherie in physiologischer und pathophysiologischer Sicht sowie zu diagnostischen Zwecken und zur Kontrolle therapeutischer Maßnahmen – wurde von uns ein Strömungskalorimeter entwickelt, das die gleichzeitige Kontrolle der Hautdurchblutung im photoelektrischen Reflexverfahren gestattet. Die Methoden der Reflexionsoxymetrie sowie der photoelektrischen Plethysmographie mit reflektiertem Licht wurden u. a. besonders von ZIJLSTRA, W. G. [1], NIEVEEN, J., und Mitarbeitern entwickelt. Eine Ergänzung durch eine strömungskalorimetrische Kontrolle der Hautdurchblutung im gleichen Bezirk ist wünschenswert, weil gerade die Strömungskalorimetrie eine Aussage über das Stromzeitvolumen des in diesen Bezirken fließenden Blutes gestattet. Es war also ein Meßkopf zu entwickeln, der eine Messung der Zirkulationsgröße mit strömungskalorimetrischer Methode und mit reflexoxymetrischer und reflexphotoplethysmographischer Methode gestattet. Auf Grund unserer Erfahrungen mit einem kombinierten Kalorimeter und Oxymeter für transmissionsphotoelektrische Methodik konstruierten wir einen Meßkopf, der in gleicher Weise aus einem Plexiglassockel mit einer darüber gespannten Polyvinylfolie von 0,04 mm Stärke besteht. Das thermostatierte Wasser fließt in gleichmäßiger Strömung durch einen mit Kupferkonstantanthermoelementen versehenen Einlaufstutzen, durch die zwischen Polyvinylfolie und Plexiglassockel gebildete Meßkammer und fließt durch einen wiederum mit Thermoelementen ausgestatteten Ausflußstutzen zurück zu einem Thermostaten. Der Plexiglassockel ist so gestaltet, daß schneckenförmige Windungen hineingefräst sind, um dem strömenden Wasser eine Richtung zu geben und Kurzschlüsse zwischen Ein- und Auslaufstutzen zu vermeiden. Damit wird eine möglichst gleichmäßige Benetzung des Meßfeldes bewirkt. Oberhalb des Meßfeldes, das auf die Haut gebracht wird, befinden sich vier Lampen und zwei Gitterphotozellen, die eine photoplethysmographische und oxymetrische Messung in bekannter Weise erlauben.

Zwischen dem Thermoelementensatz am Einlaufstutzen und am Auslaufstutzen ist ein Spiegelgalvanometer geschaltet, das die Temperaturdifferenz zwischen Einlauf und Auslauf mißt und so die Wärmeabgabe durch das strömende Blut an die Meßkammer kontinuierlich aufzeichnet.

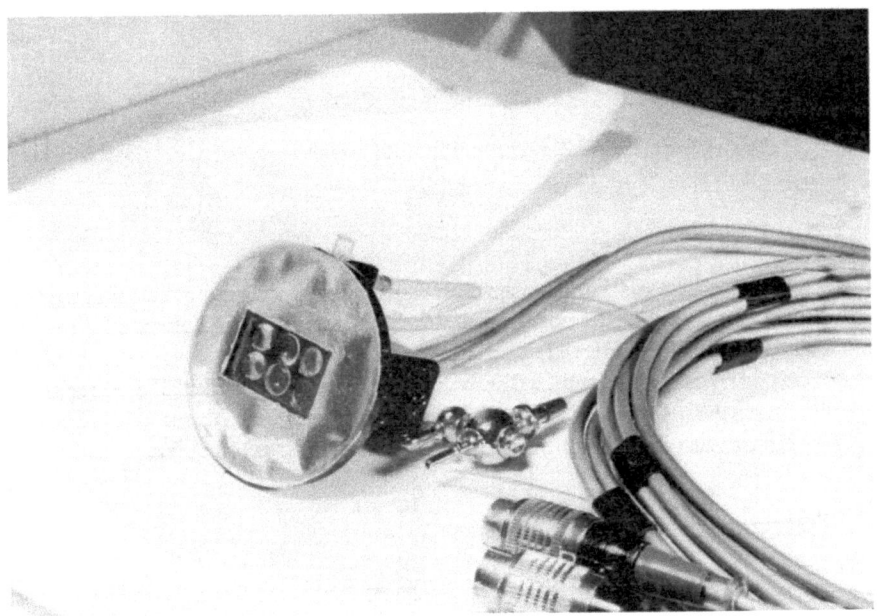

Abb. 22 Kombiniertes Strömungskalorimeter und Reflexoxymeter in Aufsicht
Durch die beiden außen gelegenen Linsenpaare erfolgt die Beleuchtung des Hautfeldes, durch das mittlere Linsenpaar erfolgt die Zufuhr des von der Haut reflektierten Lichtes zu den Gitterphotozellen

Neben der Lösung des gestellten Ziels, nämlich der gleichzeitigen strömungskalorimetrischen und photoelektrischen Kontrolle der Hautdurchblutung im gleichen Hautareal, hat der geschilderte Meßkopf den Vorteil, daß die Strömungskalorimetrie im geschlossenen System erfolgt und deshalb rasches Arbeiten im Routinebetrieb möglich ist.

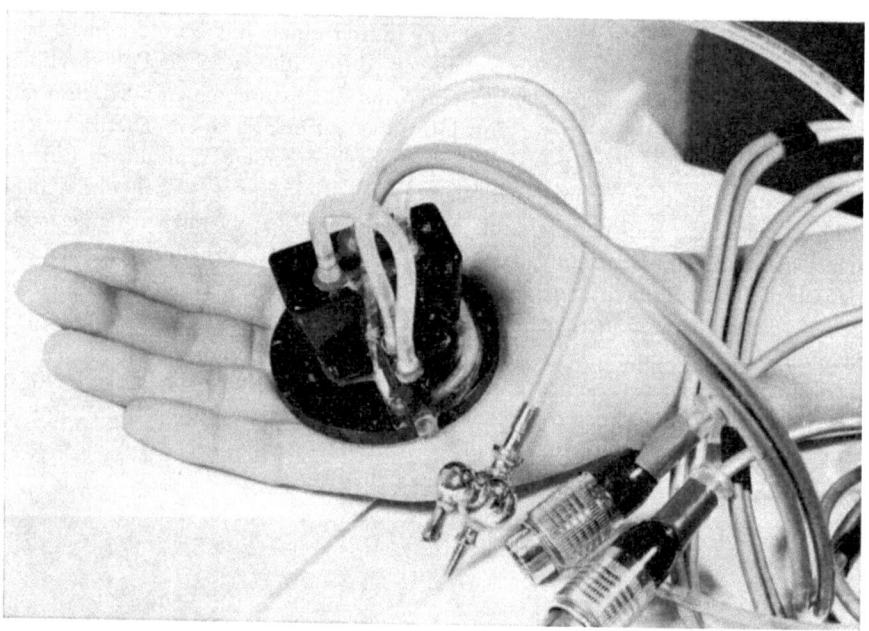

Abb. 23 Der aufgesetzte Meßkopf für photoplethysmographische, oxymetrische und strömungskalorimetrische Messungen

Zusammenfassung:

Beschreibung eines Meßkopfes, der eine kombinierte strömungskalorimetrische, photoplethysmographische und oxymetrische Kontrolle im Reflexverfahren an verschiedenen Bezirken der Haut erlaubt.
Das Verfahren hat den Vorteil, daß sowohl eine Aussage über Blutfülle, Arteriolenweite, Sauerstoffbeladung des im Meßbezirk strömenden Blutes wie auch das Stromzeitvolumen des Blutes in diesem Gefäßabschnitt möglich ist.

Literaturverzeichnis

[1] ZIJLSTRA, W. G., Oxymetrie, Theorie und klinische Anwendung, Stuttgart 1960, S. 98 ff.
[2] NIEVEEN, J., L. B. VAN DER SLIKKE und H. S. ELINGS, Photoelektrische Plethysmographie mit reflektiertem Licht.
[3] KRAMER, K., Oxymetrie, Theorie und klinische Anwendung, Stuttgart 1960, S. 71.
Weitere Literatur s. vorausgehende Veröffentlichung.

5. Bau eines Zeitmarkengebers für Teststoffinjektionsmethoden o. ä.

Bei der Durchführung von Teststoffinjektionsmethoden zur Bestimmung des Herzzeitvolumens (STEWART HAMILTON [1], LOCHNER, W. [2], HEGGLIN [3], LÜTHY [4], MATTHES [5] et al.) sowie insbesondere für die Durchführung von Kreislaufzeitbestimmungen ist eine sehr exakte Markierung des Injektionsbeginnes erforderlich, besonders dann, wenn im klinischen Routinebetrieb die Injektionen von verschiedenen Personen ausgeführt werden. Wir konstruierten deshalb einen Schaltknopf, der auf die Stempelkappe einer Rekordspritze so montiert wird, daß bei Beginn der Injektion schon durch den geringsten Druck auf den Stempel der Injektionsspritze das Lichtzeichen ausgelöst wird. Die Ausführung ist aus dem Photo der Abb. 24a erkennbar.

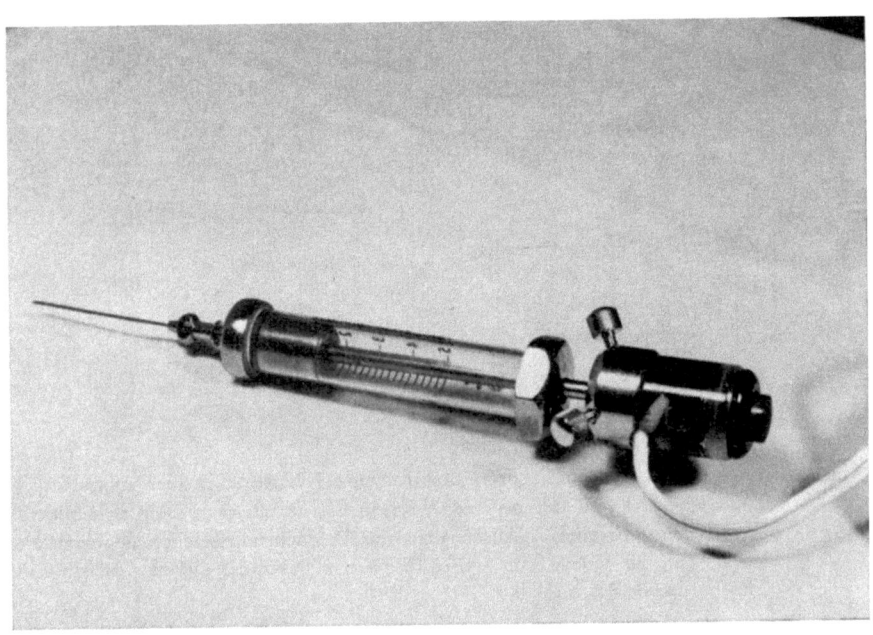

Abb. 24a Schaltknopf für Stempelknopf von Rekordspritze

Die Schaltung des Zeitgebers ist aus dem Schema der Abb. 24b erkennbar.
Es wird mit dieser Anordnung erreicht, daß das Signal stets im gleichen Zeitpunkt zu Beginn der Injektion liegt und daß die Länge des Lichtsignals stets gleich bleibt. Auch wenn nach Beendigung der Injektion der Signalknopf versehentlich noch heruntergedrückt wird, kann durch das Lichtzeichen die Farbstoffverlaufskurve nicht gelöscht werden.
Die einfache Anordnung hat sich bei uns im klinischen Routinebetrieb und bei klinisch-experimentellen Untersuchungen, bei denen Teststoffinjektionen, Kreislaufzeitbestimmungen etc. durchgeführt werden, bewährt.

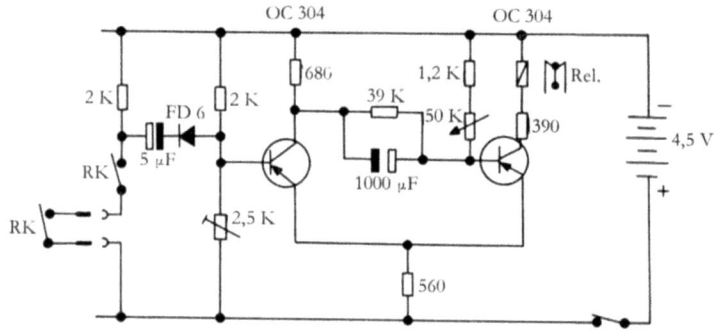

Abb. 24 b Zeitschalter für Lichtmarken variabler, aber jeweils konstanter Länge

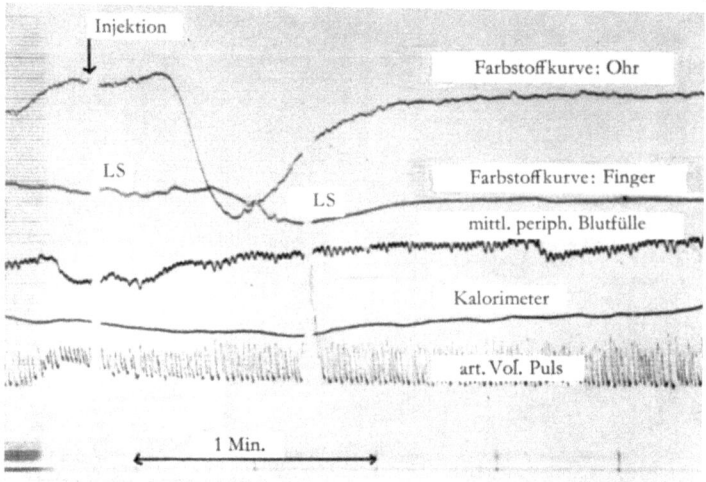

Abb. 25 Kreislaufzeitbestimmung mit Injektion von Evansblue in die Kubitalvene
Die Lichtmarke zu Beginn der Injektion wurde mit dem oben abgebildeten Zeitmarkengeber durch Ausschalten der Beleuchtungsquellen gegeben. Ein zweites Signal wurde zur Kontrolle nach 2 Sekunden gesetzt. Beachte die gleiche Dauer des Signals

Zusammenfassung:

Beschreibung eines Zeitsignalgebers, der an eine beliebige Injektionsspritze montiert wird und den Beginn einer Teststoffinjektion exakt markieren soll.

Literaturverzeichnis

[1] STEWART, G. N., J. of. Physiology 22, 159 (1897).
[2] LOCHNER, W., in: KRAMER, K., Oxymetrie, Stuttgart 1960.
[3] HEGGLIN, R., und G. KAUFMANN, Bull. Schweiz. Ak. Med. Wiss.
[4] LÜTHY, E., W. RUTISHAUSEN, R. und M. HEGGLIN, Oxymetrie, Stuttgart 1960, S. 180 ff.
[5] MATTHES, K., Kreislaufuntersuchungen am Menschen, Stuttgart 1951.

FORSCHUNGSBERICHTE DES LANDES NORDRHEIN-WESTFALEN

Herausgegeben im Auftrage des Ministerpräsidenten Dr. Franz Meyers
von Staatssekretär Prof. Dr. h. c., Dr.-Ing. E. h. Leo Brandt

MEDIZIN - PHARMAKOLOGIE

HEFT 84
Dr. H. Baron, Düsseldorf
Über Standardisierung von Wundtextilien
1954, 32 Seiten, DM 6,40

HEFT 94
Prof. Dr. G. Winter, Bonn
Die Heilpflanzen des MATTHIOLUS (1611) gegen Infektionen der Harnwege und Verunreinigung der Wunden bzw. zur Förderung der Wundheilung im Lichte der Antibiotikaforschung
1954, 58 Seiten, 1 Abb., 2 Tabellen, DM 11,50

HEFT 95
Prof. Dr. G. Winter, Bonn
Untersuchungen über die flüchtigen Antibiotika aus der Kapuziner- (Tropaeolum maius) und Gartenkresse (Lepidium sativum) und ihr Verhalten im menschlichen Körper bei Aufnahme von Kapuziner- bzw. Gartenkressensalat per os
1955, 74 Seiten, 9 Abb., 25 Tabellen, DM 14,—

HEFT 146
Dr.-Ing. F. Gruß, Düsseldorf
Sterilisation mit Heißluft
1955, 34 Seiten, 10 Abb., DM 7,70

HEFT 221
Dr. W. Meyer-Eppler, Bonn
Experimentelle Untersuchungen zum Mechanismus von Stimme und Gehör in der lautsprachlichen Kommunikation
1955, 56 Seiten, 24 Abb., DM 13,45

HEFT 237
Dr. P. Endler und Dr. H. Ludes, Köln
Bericht über eine Studienreise zur Orientierung der heutigen Behandlung der Lungentuberkulose in den Vereinigten Staaten von Nordamerika
1956, 32 Seiten, DM 7,10

HEFT 257
Prof. Dr. G. Lehmann und Dr. J. Tamm, Dortmund
Die Beeinflussung vegetativer Funktionen des Menschen durch Geräusche
1956, 38 Seiten, 25 Abb., 3 Tabellen, DM 11,20

HEFT 258
Dr. H. Paul, Linz (Rhein) und Prof. Dr. O. Graf, Dortmund
Zur Frage der Unfälle im Bergbau
1956, 52 Seiten, 9 Abb., 22 Tabellen, DM 11,20

HEFT 300
Prof. Dr. E. Schütz und Priv.-Doz. Dr. H. Caspers, Münster
Tierexperimentelle Untersuchungen über die Alkoholwirkungen auf Erregbarkeit und bioelektrische Spontanaktivität der Hirnrinde
1956, 44 Seiten, 6 Abb., 1 Tabelle, DM 9,55

HEFT 306
Prof. Dr. B. Rensch, Münster
Elektrophysiologische Untersuchungen zur Analysierung der Bildung von Assoziationen und Gedächtnisspuren in Gehirn und Rückenmark
Prof. Dr. A. Loeser, Münster
Akute und chronische Giftwirkungen sauerstoffhaltiger Lösungsmittel
1956, 36 Seiten, 9 Abb., DM 8,90

HEFT 325
Prof. Dr. E. Schratz, Münster
Pharmakognostische Untersuchungen am Medizinal-Rhabarber
1957, 62 Seiten, 29 Abb., 3 Tabellen, DM 17,90

HEFT 347
Prof. Dr. med. S. Ruff, Dr. med. F. Kipp, Dr. med. H. Hansteen und Dipl.-Phys. G. Müller, Bonn
Untersuchungen zur Frage der Gehörschädigung des fliegenden Personals der Propellerflugzeuge
1957, 50 Seiten, 27 Abb., 3 Tabellen, DM 11,10

HEFT 359
Dr.-Ing. F. J. Meister, Düsseldorf
Veränderung der Hörschärfe, Lautheitsempfindung und Sprachaufnahme während des Arbeitsprozesses bei Lärmarbeiten
1957, 84 Seiten, 11 Abb., 40 Audiogramme, 41 Tabellen, DM 19,90

HEFT 387
Prof. Dr. med. W. Kikuth und Doz. Dr. med. L. Grün, Düsseldorf
Die Verhütung von Infektion durch Desinfektion des Raumes und der Raumluft
1957, 96 Seiten, 14 Abb., 20 Tabellen, DM 22,50

HEFT 394
Priv.-Doz. Dr. med. W. Koch, Münster
Die Ablagerung radioaktiver Substanzen im Knochen
1958, 264 Seiten, 147 Abb., DM 51,—

HEFT 414
Dr. med. H. K. Parchwitz und Dr. med C. Winkler, Bonn
Speicherung organischer Farbstoffe und künstlich radioaktiver Substanzen in Geschwülsten
1958, 46 Seiten, 14 Abb., DM 13,35

HEFT 416
Oberreg.-Gewerberat Dipl.-Ing. G. Steinicke, Hamburg
Die Wirkung von Lärm auf den Schlaf des Menschen
1957, 46 Seiten, 14 Abb., 8 Tabellen, DM 11,60

HEFT 446
Dr. med. G. Schäfer, Bonn
Glutationsstoffwechsel und Sauerstoffmangel
1957, 28 Seiten, 5 Tabellen, DM 6,40

HEFT 448
Dr. med. C. Winkler, Bonn
Ein Koinzidenz-Szintillometer zum Zwecke der Schilddrüsenfunktionsdiagnostik und der Tumordiagnostik
1957, 32 Seiten, 12 Abb., DM 8,35

HEFT 467
Prof. Dr. Dr. h. c. E. Klenk und Dr. phil. H. Faillard, Köln
Neue Erkenntnisse über den Mechanismus der Zellinfektion durch Influenzavirus
Die Bedeutung der Neuraminsäure als Zellreceptor für das Influenzavirus
1957, 52 Seiten, 5 Abb., DM 14,40

HEFT 468
Prof. Dr. med. Dr. med. dent. G. Korkhaus und Dr. med. dent. R. Alfter, Bonn
Die Vakuumwurzelbehandlung
1958, 48 Seiten, 51 Abb., DM 16,55

HEFT 486
Doz. Dr. med. E. Lerche und Dr. med. J. Schulze, Aachen
Hörermüdung und Adaptation im Tierexperiment
1958, 44 Seiten, 12 Abb., DM 10,55

HEFT 490
Hauptstelle für Staub- und Silikosebekämpfung des Steinkohlenbergbauvereins, Essen-Rüttenscheid
Zur Staub- und Silikosebekämpfung im Steinkohlenbergbau
1958, 90 Seiten, 47 Abb., 7 Tabellen, Vergriffen

HEFT 497
Oberarzt Dr. med. G. Mussgnug, Bottrop
Die Knochenveränderungen und der Knochenstoffwechsel beim Sudeck-Syndrom
1958, 58 Seiten, 18 Abb., DM 13,85

HEFT 517
Prof. Dr. med. G. Lehmann und Dr. med. J. Meyer-Delius, Dortmund
Gefäßreaktionen der Körperperipherie bei Schalleinwirkung
1958, 24 Seiten, 12 Abb., 2 Tabellen, DM 9,15

HEFT 530
Prof. Dr. med. O. Graf, Dortmund
Nervöse Belastung im Betrieb. I. Teil: Nachtarbeit und nervöse Belastung
1958, 52 Seiten, 10 Abb., Vergriffen

HEFT 538
Prof. Dr. K. Hinsberg, Düsseldorf
Reaktion zur Frühdiagnose von Krebserkrankungen
1958, 14 Seiten, 1 Abb., 3 Tabellen, DM 7,—

HEFT 555
Dipl.-Phys. K. Sellier, Bonn
Der Nachweis kleinster CO-Mengen in Körperflüssigkeiten
1958, 22 Seiten, 13 Abb., DM 9,10

HEFT 556
Prof. Dr. A. Gütgemann und Dr. med. G. Karcher, Bonn
Klinische und experimentelle Untersuchungen mit Hilfe einer künstlichen Niere
1958, 14 Seiten, 4 Abb., DM 7,10

HEFT 560
Prof. Dr. med. J. Vonkennel und Dr. G. Froitzheim, Köln
Zur Prüfung silikohaltiger Hautschutzsalben
1958, 22 Seiten, 4 Tabellen, DM 8,95

HEFT 571
Priv.-Doz. Dr. med. W. Klosterkötter, Münster
Zur Wirkung der Kieselsäure bei der Entstehung der Silikose
1958, 152 Seiten, 98 Abb., 7 Tabellen, DM 41,95

HEFT 577
Prof. Dr. med. S. Ruff, Dr. med. K. Krieger, Dr. med. G. Schäfer, Dr. med. W. Hartwich, Bonn, Dr. med. O. Wünsche, Bad Godesberg, Dr. med. H. Braun und Dr. med. H. Hansteen, Bonn
Untersuchungen zur therapeutischen Anwendung des Sauerstoffmangels. 1. Mitteilung
1958, 118 Seiten, 30 Abb., 8 Tabellen, DM 29,10

HEFT 581
Obermedizinalrat a. D. Dr. med. F. Bassermann, Regensburg
Elektronenoptische Untersuchungen an Ultradünnschnitten des Tuberkulose-Erregers sowie der käsigen Gewebsnekrose und zum Problem des Vorkommens einer mycobakteriellen L-Phase
1958, 64 Seiten, 28 Abb., DM 18,90

HEFT 619
*Prof. Dr. med. O. Graf und
Dr. med. Dr. phil. J. Rutenfranz, Dortmund*
Zur Frage der Belastung von Jugendlichen
1958, 66 Seiten, 18 Abb., 12 Tabellen, DM 16,50

HEFT 626
Deutsches Krankenhaus-Institut e. V., Düsseldorf
Arbeitsabläufe auf Krankenstationen
1959, 264 Seiten, 59 Abb., 24 Tabellen, Vergriffen

HEFT 635
Dr.-Ing. D. Dieckmann, Dortmund
Die Minderung der Schwingungsbelastung des Menschen in Kraftfahrzeugen
1958, 24 Seiten, 8 Abb., 1 Tabelle, DM 7,90

HEFT 679
Prof. Dr. med. V. Hoffmann und Gernot Büttner, Köln
Die Verletzung von Autoinsassen. Ihre Entstehung und Verhütung
I. und II. Teil
1959, 394 Seiten, 180 Abb., 59 Tabellen, DM 66,—

HEFT 736
Dr. med. W. Teusch, Völklingen (Saar)
Behebung der Störungen vitaler Lebensvorgänge und ihrer Folgestörungen
1959, 30 Seiten, DM 8,50

HEFT 855
Priv.-Doz. Dr. J. Gleiss, Düsseldorf
Soziologische Untersuchungen über die Säuglingssterblichkeit im Ruhrgebiet
1960, 31 Seiten, 5 Abb., 13 Tabellen, DM 9,90

HEFT 856
*Prof. Dr. H. Reploh, Dr. G. Gängel und
Dr. A. Nehrkorn, Münster (Westf.)*
Untersuchungen über den Einfluß von Abwasser-Organismen auf Krankheitserreger
1960, 26 Seiten, 11 Abb., 11 Tabellen, DM 8,60

HEFT 860
*Prof. Dr. Dr.-Ing. W. Dirscherl und
Priv.-Doz. Dr. K.-O. Mosebach, Bonn*
Untersuchungen über die Wirkungsweise der Steroidhormone und den Umsatz der Organproteine
1960, 20 Seiten, 6 Abb., 3 Tabellen, DM 7,—

HEFT 992
Prof. Dr. Siegfried Niedermeier, Chefarzt der Augenklinik der Städtischen Krankenanstalten, Krefeld
Verfeinerung der Technik der Netzhautoperation
1961, 22 Seiten, 10 Abb., DM 7,90

HEFT 996
Priv.-Doz. Dr. Zindler, Chirurgische Klinik der Medizinischen Akademie, Düsseldorf
Künstliche Hypothermie für Herzoperationen mit Kreislaufunterbrechung Teil I
1961, 82 Seiten, 17 Abb., 6 Tabellen, DM 24,40

HEFT 1001
Dipl.-Phys. Dr. rer. nat. G. Langner, Institut für Elektronenmikroskopie an der Medizinischen Akademie Düsseldorf
Die Informationsübertragung bei der Mikroskopie mit Röntgenstrahlen.
1961, 126 Seiten, 7 Abb., DM 37,—

HEFT 1019
Dr. med. habil. Kt. Herzog, Krefeld
Zur Methodik der fortlaufenden graphischen Registrierung von Bewegungen der Gliedmaßengelenke des Menschen
1961, 60 Seiten, 26 Abb., DM 19,—

HEFT 1032
Prof. Dr. med. W. Bolt, Med. Universitätsklinik, Köln-Lindenthal
Lungenangiographie
1961, 40 Seiten, 30 Abb., DM 17,20

HEFT 1040
Dr. med. U. Dix, Augenklinik der Medizinischen Akademie, Düsseldorf
Zur Frage der medikamentösen Verbesserung des nächtlichen Sehens
1962, 80 Seiten, 40 Abb., DM 26,50

HEFT 1049
Prof. Dr. med. L. Grün, Medizinische Akademie, Düsseldorf
Die biochemischen Eigenschaften der Staphylokokken im Hinblick auf die Pathogenitätsbestimmung und Differenzierung der Keime zur Erkennung des Staphylokokken-Hospitalismus
1961, 62 Seiten, DM 19,50

HEFT 1103
H. Venrath, P. Endler, M. Pirlet und K. H. Trippe, Medizinische Universitätsklinik Köln (Direktor: Prof. Dr. med. Dr. ing. h. c., Dr. med. h. c. H. W. Knipping)
Über eine neue Methode der regionalen Ventilationsanalyse mit Hilfe des radioaktiven Edelgases Xenon 133. (Isotopenthorakographie)
1963, 99 Seiten, 82 Abb., 6 Tabellen, DM 39,40

HEFT 1123
Prof. Dr. med. Dr. phil. Leo Norpoth, Dr. Theo Surmann u. a., Medizinische Abteilung des Elisabeth-Krankenhauses Essen
Bioptische, bio- und fermentchemische Magenuntersuchungen.
1962, 62 Seiten, 18 Abb., 23 Tabellen, DM 26,—

HEFT 1130
Prof. Dr. Robert Domenjes und Prof. Dr. Hans Maier-Bode, Pharmakologisches Institut der Rheinischen Friedrich-Wilhelm-Universität Bonn
Untersuchungen zur Frage nach einer etwaigen Aufnahme von Dieldrin aus Dieldrin-imprägnierter Wolle in den menschlichen Organismus
1962, 23 Seiten, 7 Tabellen, DM 10,80

HEFT 1161
Dr. med. Oberdorf, Pharmakologisches Institut der Medizinischen Akademie Düsseldorf
Direktor: Prof. Dr. med. Fritz Hahn
Zur Pharmakologie des Bemegrid
Zugleich ein Beitrag zur Behandlung der Schlafmittelvergiftung
1963, 69 Seiten, 10 Abb., 10 Tabellen, DM 32,80

HEFT 1174
Deutsches Krankenhausinstitut e. V. Düsseldorf
Strahlenuntersuchungen und Strahlenbehandlungen — Organisation und Arbeitsablaufgestaltung in Strahlenabteilungen Allgemeiner Krankenhäuser —
In Vorbereitung

HEFT 1209
Prof. Dr. med. Rudolf Völker, Chefarzt des Städt. Krankenhauses, Bad Oeynhausen
I. Die Früherkennung der Herz- und Gefäßkrankheiten.
II. Methodische Verbesserungen zur Funktionsdiagnostik cardiovasculärer Erkrankungen

HEFT 1210
Dr. med. Elmar Schnepper, Chirurgische Klinik und Poliklinik der Universität Münster
Direktor: Prof. Dr. med. P. Sunder-Plassmann
Vergleichende experimentelle und klinische Untersuchungen von 60Co-γ-Strahlen und 200 kV-Röntgenstrahlen
In Vorbereitung

HEFT 1273
Prof. Dr. med. B. Lüderitz und W. Noder, Bäderwissenschaftliches Institut des Staatsbades Salzuflen an der Universität Münster in Bad Salzuflen
Über die Wirkung von Bädern mit verschiedenem Kochsalz- und CO_2-Gehalt auf Gesunde und Kranke mit Funktionsstörungen des kardio-pulmonalen Systems
In Vorbereitung

HEFT 1340
Walther Pribilla, Medizinische Klinik der Städtischen Krankenanstalten Köln-Merheim
Direktor: Prof. Dr. H. Schulten
Erythrokinetik
Untersuchung über die Destruktion und Produktion der Erythrozyten mit Cr 51 und Fe 59
In Vorbereitung

Verzeichnisse der Forschungsberichte aus folgenden Gebieten können beim Verlag angefordert werden:
Acetylen/Schweißtechnik – Arbeitswissenschaft – Bau/Steine/Erden – Bergbau – Biologie – Chemie – Eisenverarbeitende Industrie – Elektrotechnik/Optik – Energiewirtschaft – Fahrzeugbau/Gasmotoren – Farbe/Papier/Photographie – Fertigung – Funktechnik/Astronomie – Gaswirtschaft – Holzbearbeitung – Hüttenwesen/Werkstoffkunde – Kunststoffe – Luftfahrt/Flugwissenschaften – Luftreinhaltung – Maschinenbau – Mathematik – Medizin/Pharmakologie/NE-Metalle – Physik – Rationalisierung – Schall/Ultraschall – Schiffahrt – Textiltechnik/Faserforschung/Wäschereiforschung – Turbinen – Verkehr – Wirtschaftswissenschaft.

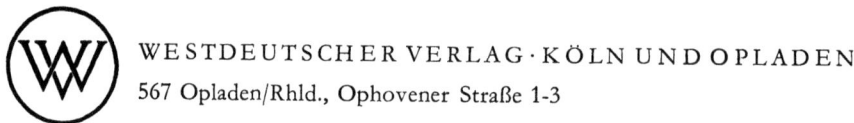

WESTDEUTSCHER VERLAG · KÖLN UND OPLADEN
567 Opladen/Rhld., Ophovener Straße 1-3

MIX
Papier aus verantwortungsvollen Quellen
Paper from responsible sources
FSC® C105338

If you have any concerns about our products,
you can contact us on
ProductSafety@springernature.com

In case Publisher is established outside the EU,
the EU authorized representative is:
**Springer Nature Customer Service Center GmbH
Europaplatz 3, 69115 Heidelberg, Germany**

Printed by Libri Plureos GmbH
in Hamburg, Germany